腎臓の透析は、私が止めてみせる!

椎貝達夫
椎貝クリニック理事長

たちばな出版

はじめに「保存療法の路」を探り続けて

私が慢性腎臓病（ＣＫＤ）の「保存療法」に取り組み始めたのは一九六七年です。ちょうどそのころ、透析療法が健康保険の適用になり、透析が花形医療となって、ほかの診療科の医師も透析のやり方を覚え、透析センターが数多く開設されました。経済からみれば日本の輸出が伸び、産業界は有頂天となり、このような経済の好調さが透析を保険収載にふみ切らせる一因にもなったのです。

私は大学の内科腎臓部門に入り、たくさんの腎臓病の人々を診療してきました。透析を開始するための準備で入院する患者を何人も受け持ちました。大量の血液を循環させるための血管の手術が終わり、三週間ほど経つと血液透析が始まります。透析を始めて一カ月ほどで退院することになると、患者の家の近くの透析センターを紹介することになります。

患者は入院中、透析を受ける以外にやることはほとんどありません。病室を回診で訪れると、治療の感想をよく話してくれました。

二日おき、三日おきに透析はくり返されます。太い針を刺して血液を透析の回路に流し、また別の太い針を刺して血液を体に戻します。この二回の針刺しは当然、かなりの痛みを伴います。透析療法は約三、四時間続き、ようやく二本の針を抜いて終了します。このくり返しが二、三日おきにずっと続いてゆくのです。始まったら中止することはできません。

はじめは尿毒症《にょうどくしょう》の症状から解放され、「命が助かってよかった」と喜んでいた患者ですが、やがてこの透析が命の尽きるまでくり返されることがわかってきます。この運命を何とか受け容れる人、終わりのない治療にふさぎこむ人など、さまざまでした。

このような黎明期《れいめいき》の透析医療の現場にいて、私は「この透析という医療は患者にとって出口が見えず、良くない面が多い。腎臓病の治療を発展させ、なんとか透析に入らないようにできないものだろうか」と考え、「保存療法の路」を探ることにしました。

大学病院の医師、総合病院院長、開業医……と肩書きは変わりましたが、ずっとこの路を辿《たど》ってきました。

それから四二年経ったいま、透析医療には予想もしなかった問題がつぎつぎと生じています。

たしかに日本の透析技術は優れていて、透析が始まっても長く生きることができます。いきおい患者は高齢化し、加齢に伴うさまざまな問題が出てきました。

高齢化とともに認知症の人が増え、そのために透析が困難となる人が多くなり、患者の家族や透析センターのスタッフが困っています。わが国には「安楽死法」がないので、透析を勝手にやめるわけにはいきません。「急いで法整備を進めるべきだ」との議論も出始めています。

高齢で足腰が弱くなり、自宅から透析センターまで通うのも難しくなり、送迎車にも乗れなくなって、病院または介護施設から透析センターに通う人が増えています。入院しながら透析を受ける人も増えています。このような施設がらみの透析では、通常の一・三〜一・五倍の医療費がかかってしまいます。

一方でリンの吸収を抑える薬や、透析に伴う動脈硬化、骨の変化を抑える薬が次々と開発されています。新薬は薬価が非常に高く、これも透析医療費を押し上げています。

欧米では末期の腎臓病対策を腎移植中心に切り換えつつあり、透析を抑え腎移植が

50%を超えている国が十一カ国もあります。日本はというと透析が97%、腎移植が3%で、ほかの医療は進んでいるのに腎臓病対策はとても遅れています。

国際医学雑誌『ランセット』二〇一五年版によると、世界のどの地域でも末期腎臓病（ESKD）は増えていて、二〇三〇年には五二四九万人と、二〇一〇年の倍以上になると予測されます。発展途上国の国内総生産（GDP）は少しずつ伸びてはいますが、先進国のような末期腎臓病対策（移植、透析）には、費用面からいってとうてい手が届きません。対策に手が届かず、末期腎臓病になったら尿毒症による死を迎えるしかありません。これは日本の四〇～五〇年前と同じ状態です。

日本はGDPで世界三位の経済大国であり、ほかの大国とともに途上国の国々に手をさしのべる義務があります。

私が開発してきた「保存療法」は、透析療法の七分の一以下の費用で済みます。この保存療法をアフリカやアジアなどのGDPの低い国々に普及させれば、少なくとも透析に入るまでの時間を大きく引きのばすことができ、ときには透析を免れることもできるのです。

腎臓病対策が透析医療にかたよっている日本では、まだ「保存療法」は陽の目を見ていませんが、世界全体では強く求められています。

そして本来は日本においても、慢性腎臓病（ＣＫＤ）の患者が透析を宣告されるときの精神的苦痛、また実際に透析になってからの日々の苦痛などを考えるならば、そこから解放される可能性を秘めた「保存療法」は、「陽の目を見ない」どころか、大いに注目すべき療法だと考えています。

私はこれからも「保存療法の路」を探り続け、さらに高いレベルに上げてゆきます。

本書は、四十数年にわたって診療してきた腎臓病の患者の悩み、疑問、知りたいことに答える形式で書きました。

二〇一九年九月　椎貝達夫

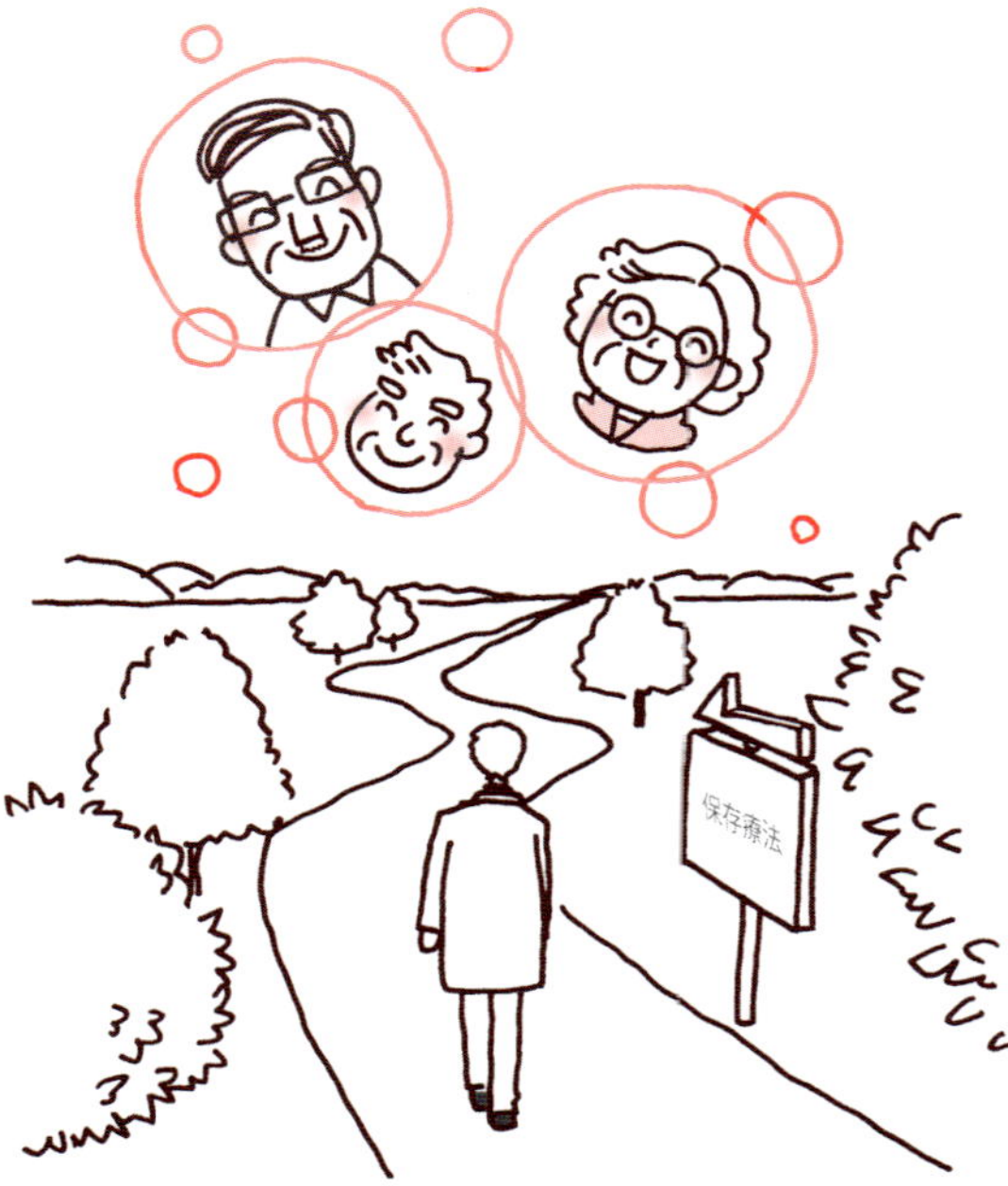

腎臓の透析は、私が止めてみせる！
そこが知りたい。名医が解消する腎臓病の悩みと心配56

もくじ

第3章 間違いだらけの腎臓病の常識

第4章　透析は避けたい！……147

本文デザイン
有限会社アヴァンデザイン研究所
イラスト
中尾純子

腎臓病患者に希望をもたせる「保存療法」とは何か

二〇〇〇年に私の保存療法が確立しました。

左ページの図の「四つの柱療法」の基本形は一九八七年にできあがっていましたが、四番目の「集学療法《しゅうがくりょうほう》」の改訂を何回も行い、確立したのは二〇〇〇年です。その一つ集学療法とは、慢性腎臓病（※ＣＫＤ）進行に強く関わる※八大進行因子のうち※六大進行因子を「腎臓病手帳」の一つの表にまとめ、医療者側（主治医・看護師ほか）と患者の双方が「いま治療するべき点は何か」を理解・認識し、先に進めてゆく方式です。

ＣＫＤは病態がとてもこみ入った病気です。複雑なため、医療者側でさえ治療すべき点、修正すべき点を見逃してしまうことがあります。検査伝票（データシート）をもとに患者に状態を説明しても、患者は十分に理解できません。そこで、データシートから大事なデータをスタッフが腎臓病手帳にぬき書きする「手間」をかけます。

この「四つの柱療法」がほぼ確立した二〇〇〇年が、私の「保存療法」が完成した年と考えます。四つの柱のうち、集学療法の改良に手間どったのです。

※CKD（慢性腎臓病）：腎臓の障害が慢性的に続き、徐々に悪くなっていく病気。
※八大進行因子：家庭血圧、尿蛋白、ヘモグロビン濃度、血清尿酸、血清リン、血清重炭酸、食塩摂取量、SAS（睡眠時無呼吸症候群）
※六大進行因子：六大進行因子は、八大進行因子の中の血圧とSASを除いたもの。

保存療法は、私が旧・取手協同病院の院長のときに始めました。はじめは「取手方式」と称しました。その後、二〇一三年には「新取手方式」と称し、以後何回か名称を変えてきました。

二〇〇九年には椎貝クリニックを開業し、それから十年になります。新しい進行因子はここしばらく見つかっていません。私が進めてきた保存療法を上回る保存療法は、当分、生まれないでしょう。

始めてから四一年にわたり継続して改良を加えてきて、「椎貝《しいがい》療《りょう》法《ほう》」とも称しています。

開発した医師の名を冠した治療法では「森田療法」が知られています。森田療法とは

腎臓病保存療法（CKM）は「4つの柱」から成り立っている

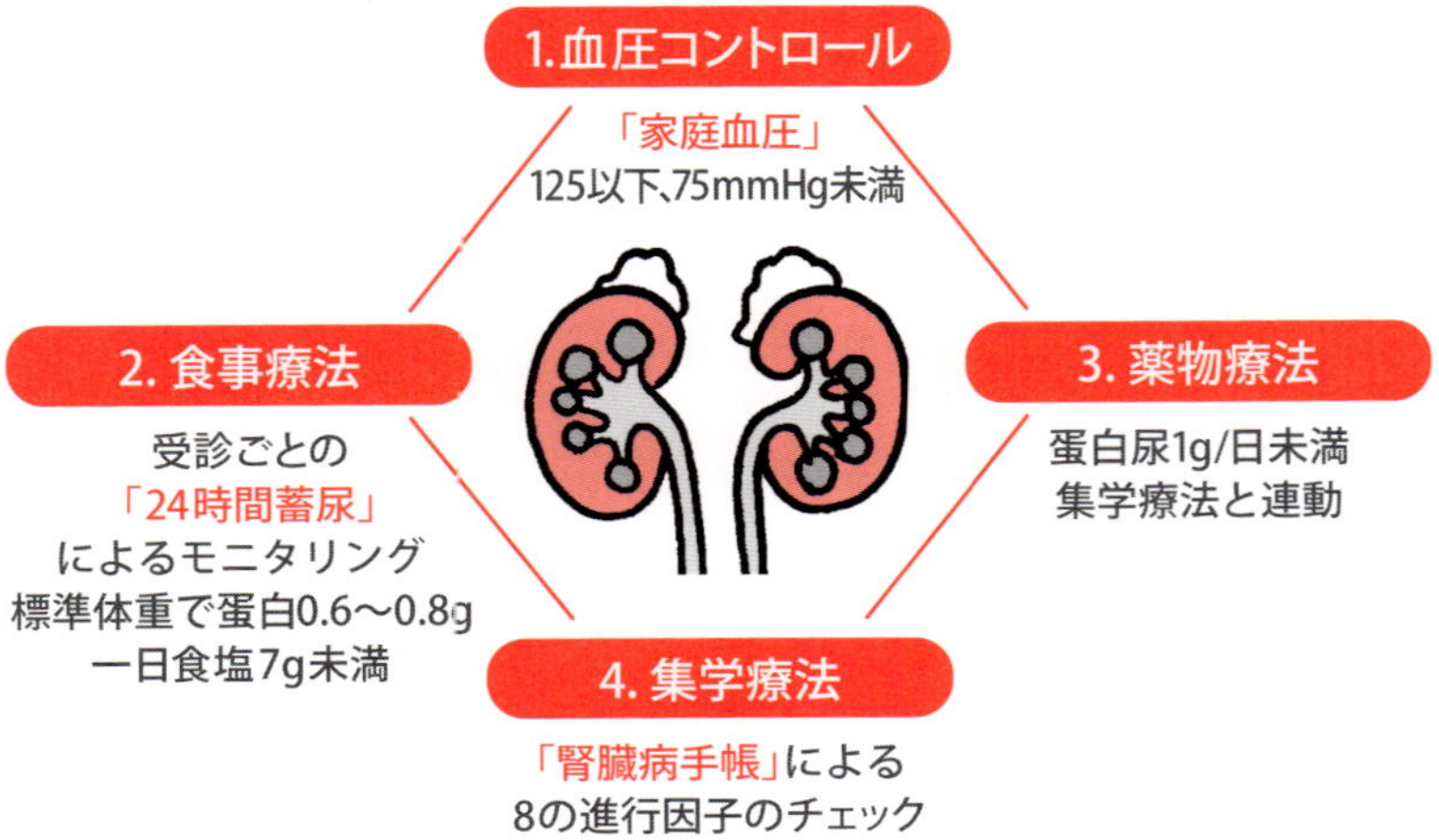

東京慈恵会医科大学精神科教授の森田正馬（もりたまさたけ、一八七四〜一九三八）により創始された精神療法です。強迫症、パニック障害、不安障害などを治療するもので、一九一九年ごろに原理ができあがりました。

基本は入院療法で、臥褥期《がじょくき》（臥床期《がしょうき》）、軽作業期、作業期、社会復帰期に分かれ、入院の期間は一〜三カ月です。

このなかで臥床期が注目されます。七日間、食事、トイレ、洗面以外はベッド臥床で過ごします。その間患者にはさまざまな考えが浮かんできますが、思い浮かんだものをあるがままに受けとめます。

この点が、私が二〇一三年より始めた「瞑想《めいそう》」と似ています。瞑想についてはあとで述べますが、いま二〇〇人以上の慢性腎臓病（CKD）患者が実行しています。瞑想は腎機能（※eGFR）が20㎖／分／1・73㎡（単位の表記が長いので、数字以降は省略）以下の、一般には「透析の準備期」と言われる高度の腎不全の患者の、腎不全の進行を抑える治療法で、「四つの柱」では治療が不可能だった領域の扉を開けるものと考えています。

瞑想は自宅で二〇分ずつ二回行ってもらいますが、あるいは森田療法のように一週間程度の入院臥床を加えれば、進行を抑える効果がさらに上がるかもしれません。この点、私の保存療法に相通ずるものがあります。

※eGFR（推算糸球体濾過量）：腎臓にどれくらい老廃物を排泄する能力があるかを示す数値。この値が低いほど、腎臓の働きがよくないといえる。尿は腎臓の糸球体で血液を濾過して作られる。その濾過量をGFRという。腎機能が低下するとGFRが減少し、クレアチニン（67ページを参照）が濾過されず、体内にたまってしまう。GFR値は、その「血清クレアチニンの量」「性別」「年齢」を使った算式でもとめる。さまざまな条件を考慮に入れても、おおよその値なので、推算GFR（eGFR）という。数値が低いほど腎機能が良くない。60㎖／分／1.73㎡未満ならCKD（慢性腎臓病）と判断される。

保存療法の効果――「四つの柱療法」でそれまでの進行速度が遅くなる

それまでに比べ進行が遅くなった例を、三例ほどご紹介します。18ページに掲げた「三症例」をご覧ください。

ではなぜ慢性腎臓病（ＣＫＤ）の進行が遅くなったのでしょうか。

私の治療を受けるまでは、血圧コントロールが不十分、進行因子の把握や治療が不十分、高度の蛋白尿の放置……など、一言で言えば「八大進行因子の治療が不十分」でした。示した三人の方々の進行原因はそれぞれちがいますが、丹念に治療を進めることで良い成績が得られたのです。

「四つの柱療法」はどのように進めるか

1 「血圧コントロール」 患者が自分で家庭血圧を記録する。

家庭血圧は血圧の実態をもっとも正しく伝えます。

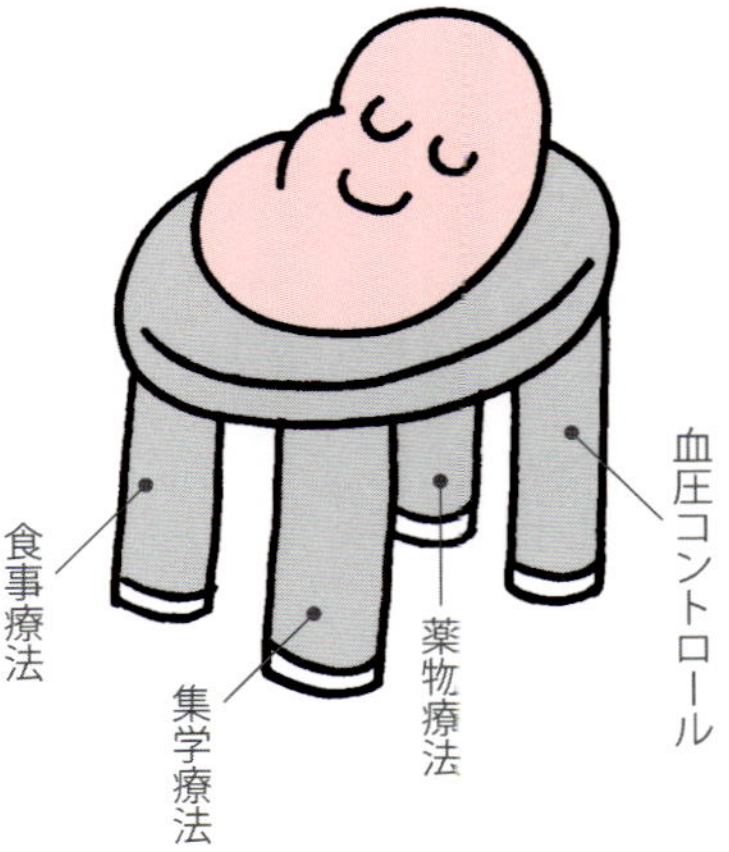

ほとんどの医療施設では、そこで測る外来血圧をもとに診療が行われます。しかし外来血圧は実際の血圧をかならずしも反映しません。白衣の医師や看護師が測ると、多くの場合、血圧は高めになります。また患者が来院直後で動悸《どうき》がおさまっていないときに測れば、これによっても高めになります。血圧は測り手、まわりの状態などで変動し、なかなか本当の値が得られません。

しかし家庭での血圧を一定の条件で患者自身が測れば、実際の値に近い値が得られます。血圧を適正な値に保つことは八大進行因子の治療のなかで、もっとも大切です。高い血圧なら適正に下げる必要があり、また低すぎる血圧は立ちくらみ・失神《しっしん》といった事故にもつながるので、血圧の薬をやめるか減らすかします。四つの柱の一番上に血圧コントロールがあるのは、これがもっとも重要だからです。

2 「食事療法」 主に蓄尿《ちくにょう》による食事内容の情報収集。家庭で「24時間蓄尿」をときどき行う。得られた値は食事内容の改善に参考になる

蓄尿については94ページで述べますが、かいつまんで言うと食事の内容、とくに蛋白摂取量、食塩摂取量がわかり、最近注目されているリン摂取量もわかります。また尿蛋白排泄量も正確にわかります。

現在一般の腎臓専門外来では、外来で得られた尿（スポット尿）の、尿アルブミン（または蛋白）と尿クレアチニンの比で尿蛋白排泄量を推定するだけです。

この一〇年間で、新しく透析を始めなければならない日本の患者は三万六千人台から三万九千人台と、むしろ増えています。つまり腎臓病の治療がうまくいっていないのです。

腎臓専門医はあらゆる情報を集め、腎臓病に立ち向かう必要があるのに、「尿」という貴重な情報源から、蛋白尿の動向しか見ていないというのはもったいない話で、理解に苦しみます。

蓄尿をすると測定値だけでなく、いろいろなことを患者は感じます。尿の色、臭い、昼間と夜の尿量の違い、回数の違いなどです。これも治療上大いに参考になります。

家庭血圧測定と、ときどきの蓄尿の二つは、患者にぜひ行ってもらいたいことです。

3 「薬物療法」

八大進行因子のうち、睡《すい》眠《みん》時《じ》無《む》呼《こ》吸《きゅう》症《しょう》候《こう》群《ぐん》（SAS）は専用マスクをつけての治療になりますが、それを除く七大進行因子は「腎臓病手帳」のデータに応じて受診ごとに細かく治療します。

ＣＫＤは進むにつれて病気が複雑になり、データの変化も激しくなります。それに応じて処方する薬の種類、量が増えてしまいます。薬剤は体にとってはあくまで「異物」で、なるべく投与量を抑えたいのですが、病気が進むにつれてどうしても増えてしまうのです。

どのような時にどのような薬を処方するのかは63、73ページなどで述べます。

4 「集学療法」

四つの柱のなかで、これがもっとも大切です。

さきに述べたように、ＣＫＤのデータは複雑で、患者はなかなか理解できません。また主治医、看護師も治療すべきデータを見落としてしまうことがあります。医療側が「腎臓病手帳」のデータを「患者との共有物」として見つめることで、より良い治療につなげてゆけます。

実際の三例で説明します。

◆症例①＝七九歳男性・糖尿病性腎臓病

二〇一〇年四月に茨城県から来院、腎機能を表すeGFRは19・3でした。

尿酸値は8・4㎎／dℓで高尿酸血症でした。一日3・9gの蛋白尿を治療すべきと考え、尿酸生成阻害《にょうさんせいせいそがい》薬、蛋白尿を減らす三種の薬で治療しました。やがて尿酸値は7㎎／dℓ未満となり、五カ月後に蛋白尿は一日2g未満に減少、その後七年間、eGFRは20mℓ以上前後が保たれ安定しています。

◆症例②＝六五歳男性・慢性糸球体腎炎《まんせいしきゅうたいじんえん》

二〇一〇年四月に滋賀県から来院、eGFRは19・3でした。

高尿酸血症を尿酸生成阻害薬で治療。また血圧が高く、カルシウム拮抗《きっこう》薬2種、アンジオテンシン変換酵素阻害薬《へんかんこうそそがいやく》等、計五

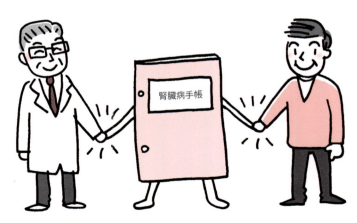

腎臓病手帳でデータを共有する

種類の降圧薬で治療しました。しかしこの治療を加えてもCKDの進行は止まらず、二〇一二年六月にはeGFRは8まで低下しました。そこで始めたばかりの瞑想を導入したところ、患者は瞑想を熱心に実行し、eGFRは12まで上昇、この五年間にわたって8・7以上のeGFRを保っています。

◆症例③＝八〇歳男性・慢性《まんせい》糸《し》球体《きゅうたい》腎炎《じんえん》

二〇一三年三月に茨城県から来院、eGFRは27・1でした。

それまでかなり急激に腎機能（eGFRの数値）が低下していて、このままでは一年後には透析になると予測されました。

はじめのデータでは進行因子として貧血、高尿酸血症がありました。

これを造血ホルモンと尿酸生成阻害薬《にょうさんせいせいそがい》で治療し、一カ月後には尿酸は正常値となり、貧血も七カ月後にはなおりました。血圧はなおわずかに高い状態でした。

その後五年経ち、eGFRは19・2と低下していますが、進行していても、とてもゆっくりです。もう一年ほど経過をみて、なお明らかな進行があれば血圧をもう少し下げ、さらに瞑想を開始する予定です。

急激な進行が止まった理由は、貧血と高尿酸血症の治療によると考えます。

第１章

腎臓病について、知っておきたいこと

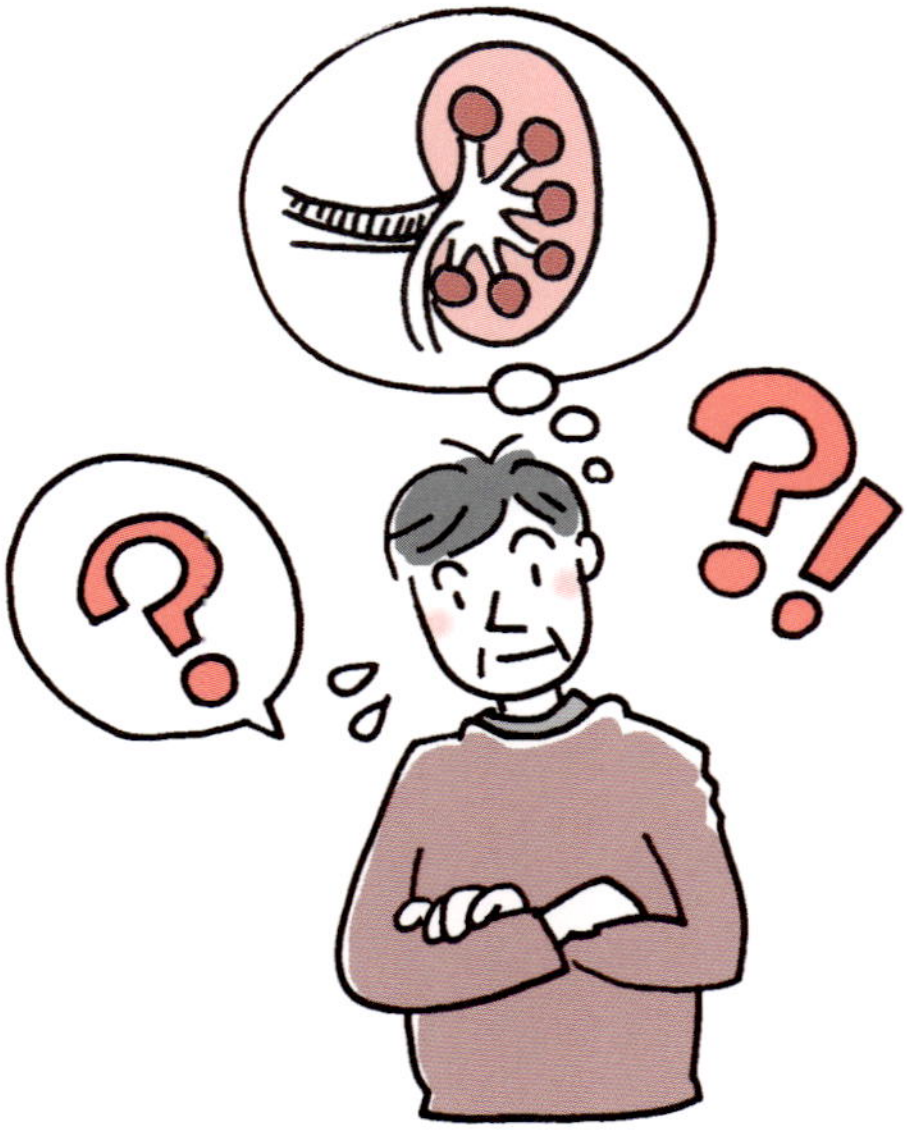

第1章では、多くの患者が持つ腎臓病についての悩みや疑問、また知りたいこと、注意すべきことなど、次のような事項について、要点をまとめておきます。出てくる用語などについては第2章以降での説明を参考にしてください。

腎臓病をなおすことは？
どんな腎臓病があるのか？
そもそも腎臓の働きは？
食事はどうしたらよいのか？
水について
アルコールについて
薬について
生活のあり方やカゼ対策について

1　慢性腎臓病（ＣＫＤ）をなおすことはできますか

ＣＫＤは残念ながら、現時点ではなおすことはできない病気です。急性《きゅうせい》糸《し》球体《きゅうたい》腎《じん》炎《えん》ですと、蛋白尿が消えて腎機能が元の良好な値にもどり、「治癒《ちゆ》」となることもありますが、ＣＫＤはなおらないのです。

しかしＣＫＤであっても、何年経ってもｅＧＦＲ（推算《すいさん》糸《し》球体《きゅうたい》濾《ろ》過量《かりょう》）がはじめの値のまま変わらない人もいます。たとえばｅＧＦＲが30まで低下していても、低下がそこで止まって、そこからずっと変わらなければ、生涯にわたって普通の生活ができます。つまりなおるまでにはいきませんが、ＣＫＤと共存し、生涯にわたって透析に入らずにすむ可能性があります。

いっぽう、低下が進行し続ければ、ＣＫＤが見つかったときのｅＧＦＲが40、50と良い値でも、やがて30、20へと低下していって、透析が必要になるかもしれません。

進行するタイプか、進行しないタイプかを早期に判断することが大切なのです。

そこを見きわめるには、ある期間、経過を観察する必要があります。「進行している」と思えたらｅＧＦＲと年数の関係をグラフにして、「下がり勾配《こうばい》」が確認できれば「進行している」、基線に平行であれば「停止している」と考えてよいでしょう。

2　ＣＫＤが進行する原因は何ですか

次ページの表に示した八大進行因子が「腎臓病の進行を促す」と、現在では考えられています。腎機能低下に伴う貧血（腎性貧血）も進行を促すおそれがあるので、私は因子の一つに加えました。新しい研究成果にもとづき、血液のヘモグロビン濃度は10g／dℓ以上ではなく11g／dℓ以上にしました。

「八大進行因子」を簡単に説明します。

①家庭血圧

血圧は家庭血圧を正しく測り、「上が125㎜／Hg、下が75㎜／Hg近辺」にコントロールします。降圧薬で治療しますが、その前に肥満がないこと（※体格指数24以下）、塩分摂取量を一日7g未満に制限することが大切です。

②蛋白《たんぱく》尿

蛋白尿は血圧に次いで強い進行因子で、「一日に1g以上」は治療します。薬によ

8大進行因子と目標値

	8大進行因子	目標値
1	家庭血圧	125/75mmHg未満
2	蛋白尿	1g/日未満
3	ヘモグロビン濃度（貧血のレベル）	11g/dℓ以上
4	血清尿酸（高尿酸血症）	7mg/dℓ未満
5	血清リン（高リン血症）	4.5mg/dℓ未満
6	血清重炭酸 低値	22mEq/ℓ以上
7	食塩摂取量	7g/日未満
8	SAS（睡眠時無呼吸症候群）	ない、あるいは治療している状態

●この8大進行因子のすべてを目標値に保つことが大切です。

※体格指数：体重（kg）÷身長（m）÷身長（m）。人間の体格のバランスを知る指数。25.0以上を「肥満」、18.5未満を「やせ」としている。（日本肥満学会）

る治療が主体ですが、副腎皮質《ふくじんひしつ》ステロイドは副作用が強いのでなるべく使わないようにします。薬は蛋白尿を減らすタイプのカルシウム拮抗《きっこう》薬、アンジオテンシンⅡ受容体《じゅようたい》拮抗《きっこう》薬（ＡＲＢ）、アンジオテンシン変換《へんかん》酵素《こうそ》阻害《そがい》薬（ＡＣＥＩ）が中心です。高蛋白尿にレニン阻害薬やスピロノラクトンも使います。薬が効く条件として血圧がコントロールされていること、および塩分制限が実行されていることがあります。

③貧血

さきに述べたように、血液へモグロビン11g／dℓ以上になるように、造血ホルモン製剤でなおします。また血液中の貯蔵鉄フェリチンが不足していれば、鉄剤を服用します。

④高尿酸血症

高尿酸血症も病気の進行に関係するので尿酸生成阻害薬《にょうさんせいせいそがいやく》（フェブリク等）で治療します。目標値は７mg／dℓ未満です。

尿酸は脱水で急に上昇することがあり、炎天下での長時間の歩行、作業は避けます。どうしても炎天下に出なければならないときは、こまめに水やお茶を飲み、尿酸上昇を抑えます。

足の指などに痛風発作を起こしたことがある人は、尿酸の目標値を7㎎／dℓ未満ではなく、6㎎／dℓ未満とします。

⑤高リン血症
※血清リン4・5㎎／dℓ以上はCKDの進行を促します。ですから4・5㎎／dℓ未満に保つようにします。
血清リンはeGFRが10mℓ／分／1・73㎡に低下すると急激に上昇します。

まず食事においてリン摂取を制限し、それでも血清リンが上昇してきたらリン吸着薬（ホスレノール、リオナ、キックリンなど）を服用します。

腎機能別 尿リン排泄量の目標値

eGFR（mℓ/分/1.73㎡）	尿リン排泄量（mg/日）
<10	＜300
11〜15	＜400
15〜30	＜400
30〜50	＜500
血清リン目標値 ＜4.5mg/dℓ	

●尿リン排泄量は、食事でどれ位のリンを摂取しているかを大まかに伝えます。eGFRが低いほど尿リン排泄量も減ります。一般人のリン摂取量は1日800〜1200mgです。

※血清リン：血液中のリンの濃度。腎機能が低下するとリンが尿に排泄される量も減り、血液中にたまって高リン血症になる。

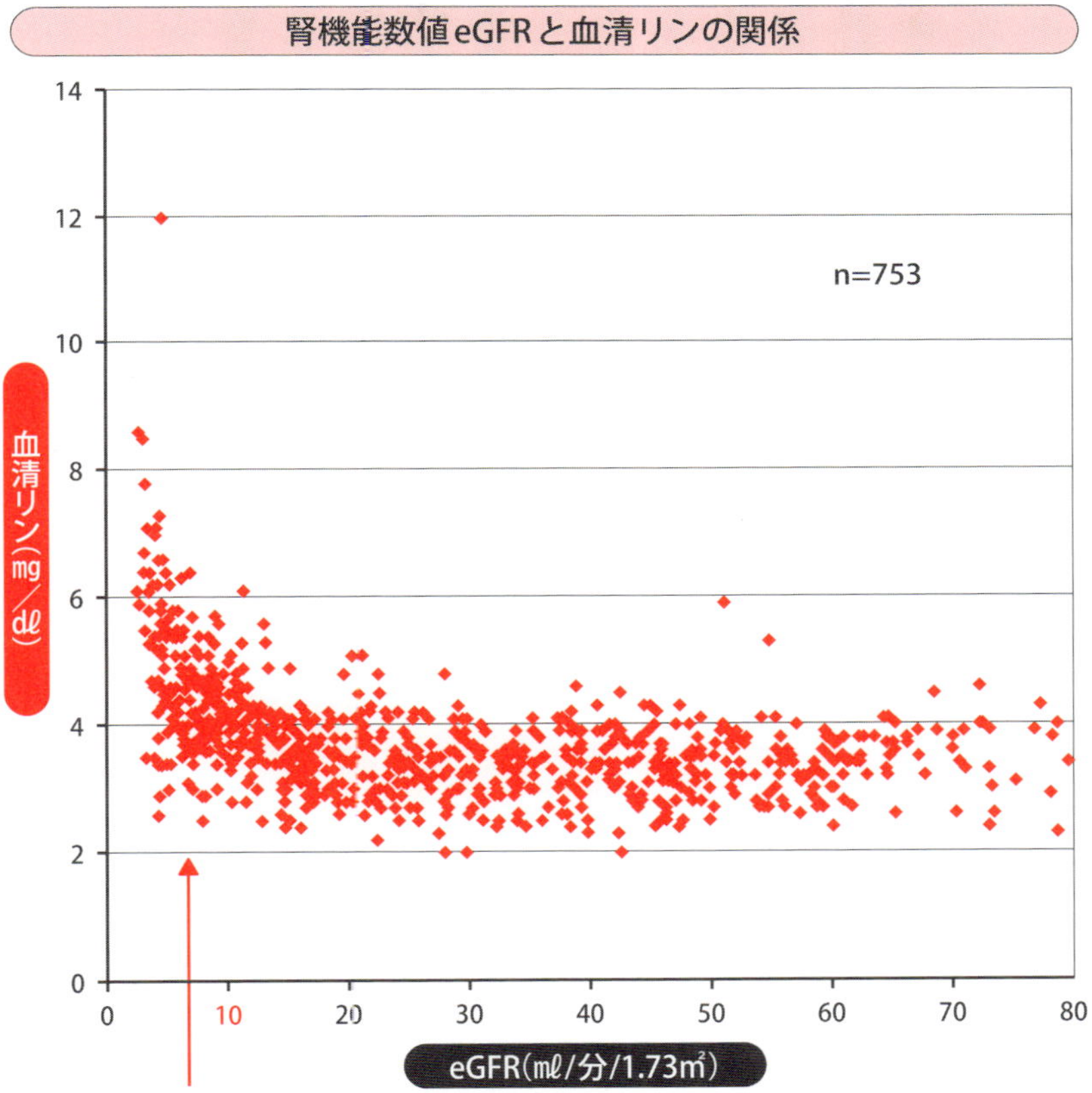

●eGFRが10mℓ/分/1.73㎡を下回るあたりから、血清リンは上昇をはじめ、eGFRが5を下回ると急上昇します。

⑥血清《けっせい》重炭酸《じゅうたんさん》低値《ていち》（※アシドーシス）

eGFRが低下すると、血清重炭酸は22mEq／ℓ未満になりやすくなります。これは腎臓から「不揮発性の酸」が排泄できなくなるためです。この状態になったら、アルカリ剤で中和しなくてはなりません。アルカリ剤としては重曹《じゅうそう》錠が主体で、一日10錠（重曹5g）まで服用することができます。

⑦多い塩分摂取量

塩分の摂取量が多いとCKDは進行します。これは最近わかったことです。塩分は一日7g未満に制限します。

⑧睡眠《すいみん》時《じ》無《む》呼吸《こきゅう》症候群《しょうこうぐん》（SAS）

アシドーシスの起こり方

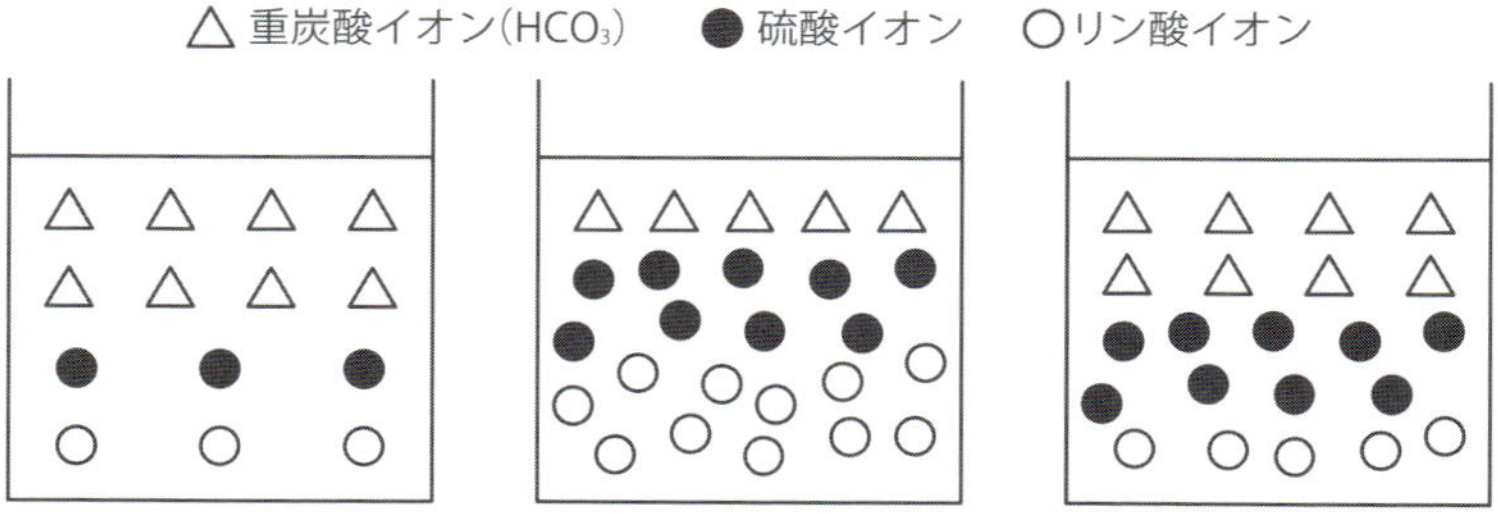

①正常腎機能
リン酸イオン・硫酸イオンは低レベルでしか存在しない。重炭酸イオンも正常域。

②腎不全
リン酸イオン・硫酸イオンの貯留で、重炭酸イオンの居場所がせばまる。

③腎不全＋リン吸着薬
リン吸着薬でリン酸イオンが減ると、重炭酸イオンが十分なスペースを持てる。

● ②の腎不全で硫酸イオン、リン酸イオンが増えることが血液の酸性化の一つの原因です。③のリン吸着薬によって腎機能は改善に向かいます。

※アシドーシス：酸性血症ともいい、血液中の酸とアルカリのバランスが崩れ、酸性化した状態。腎機能が下がるとおきやすい。

ＳＡＳもＣＫＤの進行を加速させます。ＳＡＳは肥満ぎみの人、顎《あご》の小さい人に多いと言われていましたが、体型に関係なく多数発見されています。いびきをかく人は一度、呼吸器専門医あるいは睡眠外来（スリープ・クリニック）を受診してください。ＳＡＳの治療は専用の器機によるもので、薬の量は増えません。保険診療が可能です。

以上の八大進行因子を、医療側はたえず意識して診療しています。患者であるあなたも、この八つをしっかり覚えておいてください。

３　ＣＫＤはいいかげんな生活でかかる病気ですか

一般に多い※２型糖尿病は、肥満、食べすぎ、運動不足などでかかりやすくなりますが、これらがあっても糖尿病にならない人もいます。

また糖尿病が元になって起こる糖尿病性腎臓病も、糖コントロールが悪くてもかからない人もいます。生活習慣が悪いから発症するのは、一部の糖尿病性腎臓病ぐらいで、大部分のＣＫＤは生活習慣と関係ありません。

ＣＫＤのうち多発性のう胞腎は遺伝によるものです。またＣＫＤのなかには、たとえば※アルポート症候群やほかの遺伝性腎炎もあります。

※２型糖尿病：インスリンの作用不足による。血糖値が慢性的に高くなる糖尿病。糖尿病のほとんどがこの２型。
※アルポート症候群：難聴や視力障害を伴う進行性遺伝性腎炎。

またＳＬＥ（全身性エリテマトーデス）などの膠原病《こうげんびょう》から慢性腎臓病になることもありますが、ごく一部です。

それ以外の慢性腎臓病は原因不明です。糖尿病性腎臓病の一部は生活習慣が引き金を引いたかもしれませんが、それ以外は原因不明なのです。腎硬化症《じんこうかしょう》、尿細管間質《にょうさいかんかんしつ》性腎炎も原因はわかりません。

腎硬化症は腎機能が低下しているが、蛋白尿がほとんど出ていない慢性腎臓病（ＣＫＤ）の総称で、症例数がもっとも多く、わが国では現在八〇〇万人と言われています。おそらくいろいろな原因によりこのＣＫＤを呈しているので、原因がまったくわからないＣＫＤの総称と考えられています。あまりにも多く、唯一の原因を知る手段の腎生検がほとんど行われていないので、原因がわからないのです。おそらくいくつかのＣＫＤの集合体なのでしょう。

ＣＫＤ全体を眺めてみると、このように原因がわからないものが大部分です。働きすぎ、くり返しますが、生活習慣が関係したＣＫＤはごく一部にすぎません。塩分の過剰摂取なども原因ではありません。

つまり大部分のＣＫＤは原因がわからず、ある日突然、蛋白尿が出はじめたり、腎機能が下がりはじめるのは、「運が悪かった」としか言いようがないのです。

肝炎や心筋梗塞や、脳卒中などはかなり原因がわかってきて、病気にかかる率や死亡率が下がりはじめているのに、ＣＫＤだけはなぜか原因がわからず、透析に入る人が増え続けています。原因究明に向けて世界中の医学者が熱心に研究を続けていますが、目立った発見はないのです。

私自身も専門医ですが、「それだけ原因がわからないくらい、複雑に入り組んだ病気だ」としか言えないのが現状です。

4　腎臓はどんな働きをしていますか

第一の働きは老廃物（体のゴミ）の排泄です。代謝中に体が必要としない老廃物が発生してきます。そのようなゴミは、腎臓がどんどん排泄していきます。

腎機能が低下してくるとこの老廃物の排泄も不十分になり、体に溜まってきます。また普段はかなり厳密に維持されているカリウム、リン、酸も溜まり始めます。腎機能の低下が進むと尿毒症をひき起こすいろいろな物質も溜まりだし、やがて食欲低下・

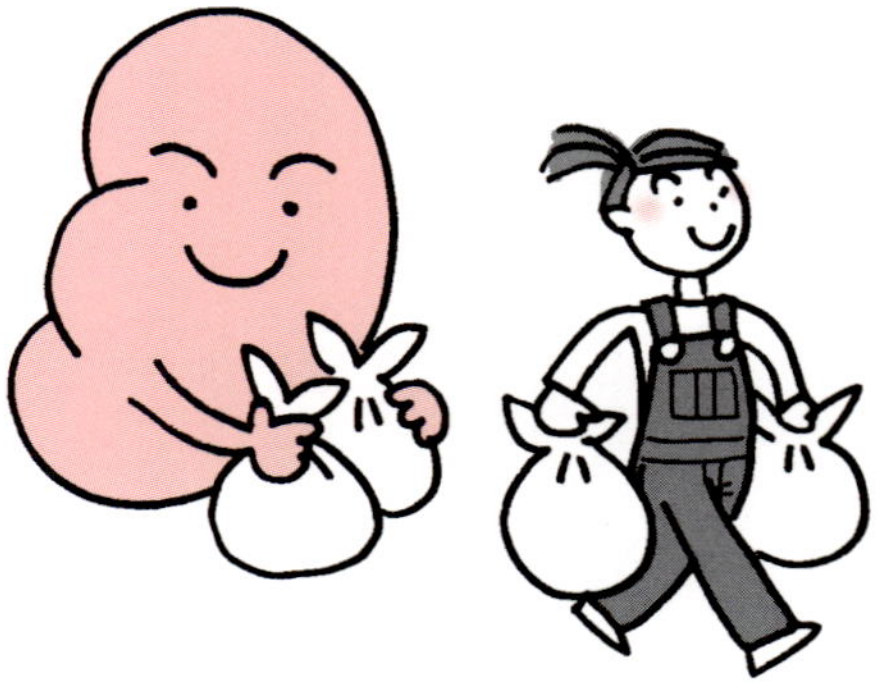

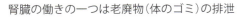

腎臓の働きの一つは老廃物（体のゴミ）の排泄

吐き気が現れ、透析を始めなければならなくなります。

腎臓の二番目の働きは、血液中の水、糖、ナトリウム、カリウム、リンなどの濃度を一定に保つ働きです。さきほどの第一の働き、つまり老廃物を排泄する働きによってゴミは糸球体というフィルターを通して排泄されますが、同時に体に大切なものも一緒に排泄されてしまいます。

そこで糸球体より下部の尿細管で、大切な物質を回収する働きが備わっているのです。たとえば糖は大切なものの一つですから、ほとんどが回収されます。この尿細管からの回収は「再吸収」と呼ばれます。もし再吸収がなかったら、水、糖、ナトリウムなどが体から失われ、アッという間に人間は乾いて死んでしまいます。

再吸収は同時に、血中にあるいろいろな物質の濃度の調節も兼ねます。たとえば血液中のナトリウム濃度は145mEq／ℓ近くに保たれていますが、これはおもに尿細管での再吸収、そこに関係するホルモンの働きによるものです。

そして、第三の働きは、いろいろなホルモンの産生、分泌です。eGFRが20以下になるあたりから、血液の濃さがしだいに低下します。貧血です。10を切ると、必ず発生するといってよいほど貧血が目立ってきます。腎臓は造血ホルモンであるエリスロポエチンを産生し、分泌をしています。

腎不全が進むとこのホルモンの産生が少なくなり、貧血となります。造血の主役は骨髄《こつずい》ですが、腎臓の造血の働きも大きいのです。ＣＫＤの貧血はエリスロポエチンの減少によるので、このホルモンを注射で補い、治療します。

ＣＫＤでみられる貧血はこのような腎機能低下が原因となっていることが多いのですが、よくみられる鉄の欠乏が原因の一つとなっていることもあり、この場合は鉄を、飲み薬や注射で補います。

［腎臓の模式図］腎臓の役割は３つある

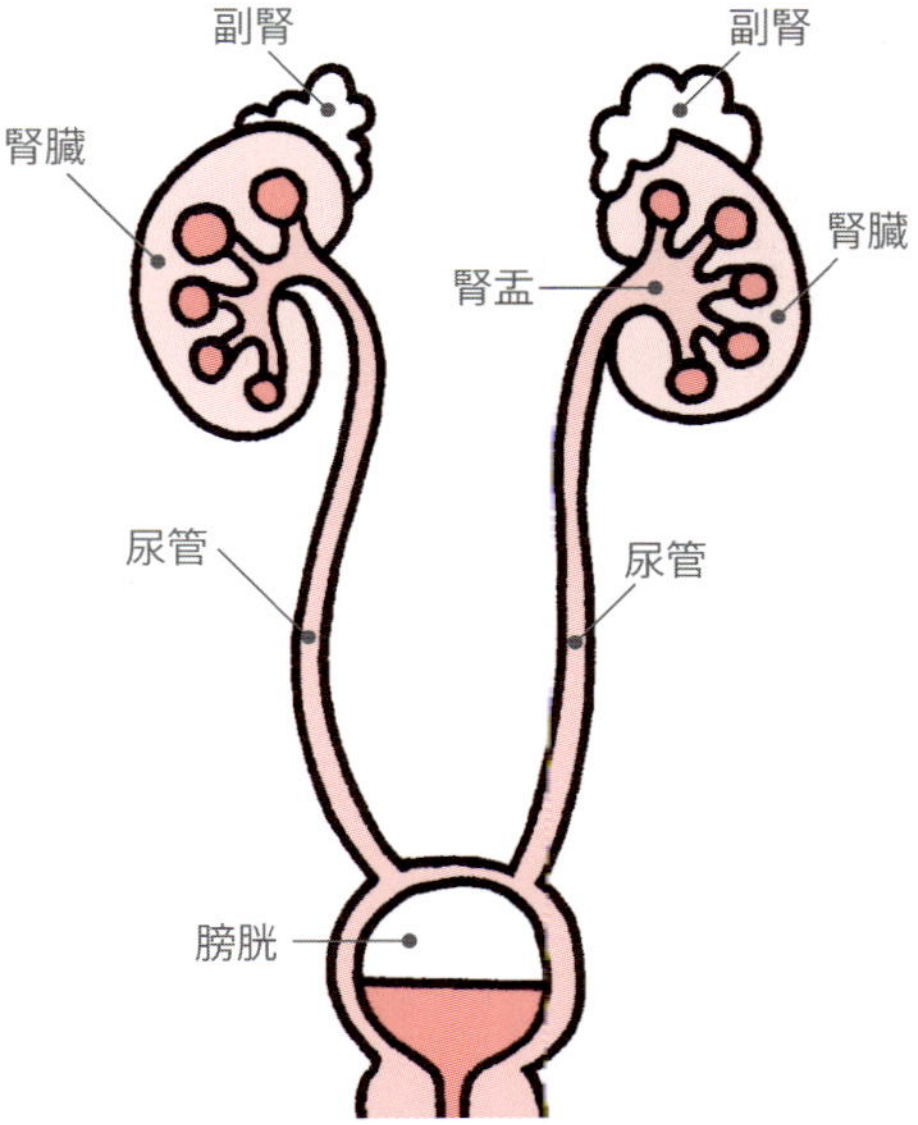

腎臓の３つの役割
1　血液の濾過
血液中の老廃物をこし取り、尿として排泄する。
2　血液中の成分調整
血液中の成分の濃度と、血液や体液の量を調整する。
3　ホルモンの産出・分泌
「ホルモン」とは、体の機能を調節する物質。腎臓から分泌されるのは「エリスロポエチン」といい、骨髄に血液をつくるよう働きかける造血ホルモンの一種。

腎臓ではビタミンDの活性化も行われています。これもホルモン作用の一つに数えられています。

以上のように、血液中の濾過《ろか》による老廃物の排泄、体に大切ないろいろな物質の再吸収とその濃度調節、ホルモンの分泌。この三つが腎臓の主な働きです。

5 CKDにはどんな腎臓病がありますか

CKDを代表する4つの腎臓病があります。

第一は糖尿病性腎症《とうにょうびょうせいじんしょう》で、最近は糖尿病性腎臓病と呼ばれています。透析が必要となる第一位がこの病気です。糖尿病に合併するCKDで、いま患者がどんどん増えています。蛋白尿が多いとCKDの進行が速くなりますから、まず蛋白尿を減らすことが先決です。その治療がうまくできないと進行速度は速くなり、まっしぐらに末期腎臓病に向かいます。

糖尿病が原因だから糖尿病の治療をよくしていれば、糖尿病性腎臓病にならないのでないかと考えがちですが、そうとも言えません。糖尿病がゆっくり腎臓を傷め、蛋白尿が出始めて、この病気だと診断されることがあるのです。初めから糖をよくコントロールしていれば糖尿病性腎臓病にはなりません。糖尿病性腎臓病では、糖コント

CKD（慢性腎臓病）の原因は主に4つ

CKD（慢性腎臓病）の原因になる腎臓病

●糖尿病性腎臓病
1型糖尿病および2型糖尿病による

●慢性糸球体腎炎
IgA腎症、膜性腎症、膜性増殖性糸球体腎炎、半月体形成性腎炎、巣状糸球体硬化症、ループス腎炎など

●腎硬化症
高血圧性腎硬化症
腎臓内の動脈硬化が原因

●多発性のう胞腎

これ以外にもCKDの原因となる腎臓病はいろいろありますが、とくに見過ごしてならないのが**尿細管間質性腎炎**です。この病気は蛋白尿（－）のまま進行し、治療しなければ透析に移行します。適切な治療を早く加えることが必要です。

現在は、糖尿病や高血圧が背景となってCKDに至る人が多い。

※日本のCKDの患者数は、約1330万人と推定される（日本腎臓学会『CKD診療ガイド2012』）。腎機能が低下する原因には、病気や薬がある。生活習慣病の患者の増加にともない、CKDの患者数も増加する見込み。

腎臓病で特に注意したい用語

●CKD＝慢性腎臓病

●eGFR（推算糸球体濾過量）＝腎臓にどれくらい老廃物を排泄する能力があるかを示す数値。この値が低いほど腎臓の働きがよくない。60mℓ/分/1.73㎡未満だと、慢性腎臓病（CKD）と判断される。

●血清クレアチニン＝血液中に残るクレアチニン（筋肉の活動中にできる老廃物）のこと。大部分は腎臓の糸球体から排泄されるが、糸球体の濾過機能が低下すると、この値が高くなる。男性1.1mg/dℓ、女性0.8mg/dℓ以上だと要注意といえる。

ロールを正確にみるために、※HbA1cだけでなく※グリコアルブミン（GA）を測定することもあります。

第二番目は慢性糸球体腎炎《まんせいしきゅうたいじんえん》（慢性腎炎）によるCKD（慢性腎臓病）です。蛋白尿が一日0・5g以上現われます。このCKDは透析原因の第二位です。

私のクリニックでは末期腎臓病になる原因の第一位はずっとこの慢性糸球体腎炎です。全国の集計結果との違いが何によるのかはわかりません。

末期腎臓病に至るCKDの**第三位は腎硬化症《じんこうかしょう》**です。このCKDでは腎機能の低下の程度はさまざまです。蛋白尿が一日0・3g未満と少ない点が特徴です。腎硬化症というと腎臓全体が硬くなってしまうと思われがちですが、そうではなくて腎臓内の動脈硬化が原因です。これはCKDのなかでもきわめて多く、八〇〇万人と言われています。進行することはほとんどありませんが、自治体の健診などでeGFRが60未満だとCKDと診断され、いつ進行するかと不安を覚えてしまう人が出てきます。

透析原因の第四位が多発性のう胞腎です。両親のどちらかにこのCKDがあると、子供の半数に発症します。CTスキャンで腎臓に多数の粟粒状の空洞（のう胞）を認めることで診断されます。CTスキャンで腎容積を測り、両方の腎臓を合わせて2ℓ以上あれば「発達した」多発性のう胞腎で、将来透析に至ることが多いのです。腎容積が

※HbA1c：ヘモグロビンA1c。赤血球中のヘモグロビンのうち、糖と結合しているヘモグロビンの割合を示す値。1～2カ月の血糖変化がどのくらいかを把握するのに必要。目標値は6.5%未満。

※グリコアルブミン（GA）：血糖であるグルコースが、アルブミンと結合した糖化蛋白質のこと。糖尿病の専門家は正確な糖コントロールを知るにはHbA1cだけでは不十分と考え、HbA1cとGAを交互に測定する場合もある。保険診療では両者を同時に測ることは認められていない。

２ℓ未満なら透析に至らない場合もあります。

これ以外に、適切な治療が行われないと透析になってしまう稀なＣＫＤ、尿細管間《にょうさいかんかん》質性腎炎《しつせいじんえん》があります。蛋白尿が出ていないのにしだいに血清クレアチニン値が上昇してゆきます。この病気は私が使用し始めた薬で進行を止めることができます。「蛋白尿が出ていないけど進行」の場合、すぐにご連絡ください。

６　ＣＫＤの食事はどうしたらよいでしょうか

以前は、腎臓病の食事療法は、食事療法のなかでもっとも厳しいものでした。

二〇年くらい前までは、厳しい蛋白制限が進行を抑える効果があるとされてきました。

しかし一九九四年に、米国全土で行われた大規模な「※ＭＤＲＤ研究」の結果が発表されました。その結論は「蛋白制限にはＣＫＤ進行を抑える効果が明らかでない」というものでした。その後、反論がいろいろ発表されました。しかしＭＤＲＤ研究を上回る成績は発表されず、ＭＤＲＤ研究から二四年経った現在では、「蛋白摂取量は標準体重（kg）あたり０・６〜０・８gでよい」とされています。つまり、ふつうの蛋白摂取を多少抑えぎみで続ければよいのです。

しかし、いまなお厳しい蛋白制限食が指導され、それを実行してしまう患者があと

※MDRD研究：「食事内容の変更が、腎臓病に与える影響」の研究

を絶ちません。行きすぎた低蛋白食は、ときには歩くこともままならなくなる※サルコペニア（筋肉量の減少）という栄養障害を起こします。厳しい低蛋白食の指導はもう必要ありません。

「蛋白摂取はやはり制限すべきだ」という声が、ふたたび欧米から出ていますが、極端な制限ではなく、0・6〜0・8gで良いとされていて、日本人には難しい制限ではありません。

大切なのは食塩制限です。食塩は「一日7g未満」が目標です。「7g未満」は八大進行因子の目標値の一つです。この目標値は血圧を下げ、むくみを抑え、さらにCKD進行を遅くします。日本人ではこの目標を達成できない人が多く、減塩についての大規模アンケート調査にもとづいた指導法を当クリニックで作成中です。

CKDではカリウム制限もよく言われますが、血清カリウムの目標値「5・5mEq／ℓ未満」よりかなり低い人、たとえばつねに4・5mEq／ℓ前後の人では、制限はほとんど必要ありません。栄養指導の本ではカリウム制限を強調しているものもあり

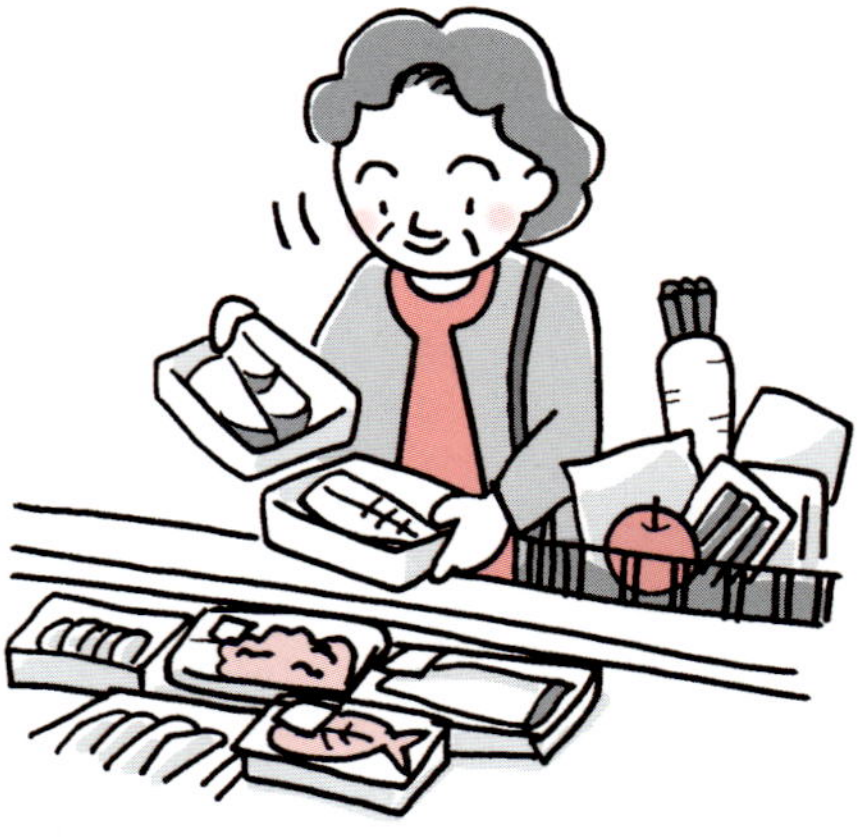

※サルコペニア：加齢や病気によって筋肉量が減少すること。全身の筋力や身体機能の低下が起こる。

ますが、一律ではなくて、血清カリウム値によって制限するか、しないかを決めるのです。

カリウム制限を徹底すると、果物・野菜を制限することになり、食生活は貧しくなります。カリウム制限は心臓への悪影響を防ぐもので、ＣＫＤの進行には関係ありません。ですから血清カリウム値にもとづきフレキシブルな対策が必要です。

リンの制限もよく言われます。血清リン値は正常範囲内（2・5〜4・5㎎／dℓ）であっても高目なら寿命を短くするという論文があり、健康な人でも少なめにしたほうが良いようです。ＣＫＤではリン排泄量が減ってきて血清リン値が上がってしまいます。目標値としては「血清リン4・5㎎／dℓ未満」です。それ以上ではＣＫＤ進行が速くなり、骨や動脈の異常も起こります。

ふつうの人のリン摂取量は一日８００〜１５００㎎ですが、ＣＫＤでは「一日６００㎎以下」がよく、正確に摂取量を求めるには24時間蓄尿で「一日５００㎎以下」を目標とします。リン制限の方法については、食品のリン含量の図にもとづいて指導しますが、ここでは略します。

このように、慢性腎臓病（ＣＫＤ）の食事では「塩分にもっとも気をつけて」、カリウムは一律でなく「血清カリウム値によって制限するか、しないか」を決め、かつ「リンは少なめに」ということです。以上、要点を述べましたが、いまではCKDの食事療法は、いろいろな病気の中ではいちばん厳しい食事療法というわけではないのです。

7　水の飲み方について

「水を多く飲んだほうが腎臓は守られる」という説がありますが、これに根拠はありません。

腎機能が下がってくると、体重が急に2kg以上増える「水貯留《ちょりゅう》」が生じやすくなります。ですから「水は少なめ」とします。蓄尿をしないとふだんの尿量がわかりませんが、一日1500〜2000㎖に保つのが良いでしょう。

尿量が4000㎖という人がいました。主治医に勧められて、水をたくさん飲んだためにそうなってしまったのです。これを一日2000㎖にするよう、水を飲む習慣を変えるのはなかなか難しいことです。尿量を減らすには、のどが渇かない寒い時期にゆっくり減らすしかありません。

8　慢性腎臓病（CKD）では服用する薬が多くなると聞きました

CKDは多くの病気が重なった病気です。その一つ一つを治さないと症状は進行してしまいます。

しかし一方、一人の患者が服用する薬の量はなるべく減らした方がいいのです。多くの進行因子を補正（治療）するために、どうしても薬が多くなりますが、必要な薬であることを理解してください。

血清重炭酸が22ｍEq／ℓ以上と改善され、服用している重曹を減らせることがあります。血清リンが４・５㎎／dℓ未満となっていれば、リン吸着薬を減らせます。

家庭血圧が、最高１２５、最低75㎜Hg未満になっていれば、降圧薬も減らせます。

しかし腎機能低下が進むと、薬はどうしても増えてゆきます。私は「申しわけないけれど、病気が進んでいるので薬を増やします」と患者に説明します。

9　アルコールの飲み方について

ＣＫＤになると禁酒を指導する医師がいます。しかし少しのアルコールを飲んだからといってＣＫＤが進むことはありません。お酒を飲める人は夕食時のお酒を楽しみに、一日を過ごす人が少なくありません。

ＣＫＤではある量までのお酒は飲めます。その量は純アルコールに換算して「一日20ｇ未満」です。

「アルコール20g」は、発がんを起こさない量です。世界のいろいろなデータで「アルコール20g未満」は共通しています。

ただしお酒を受けつけない人、飲むと真赤になる人は、ムリして飲む必要はありません。お酒に弱い人は肝臓もそれだけ障害を受けやすく、「飲んだほうがいい」わけではありません。

10 CKDが進まないよう日常で気をつけること

私はなるべく制約の少ない日常を送られることを願っています。いま食事の厳しい制約がなくなり、それだけでも生活は楽になりました。

CKDを悪化させない、悪化させるきっ

1日に飲める量（「適量」を20gとして）

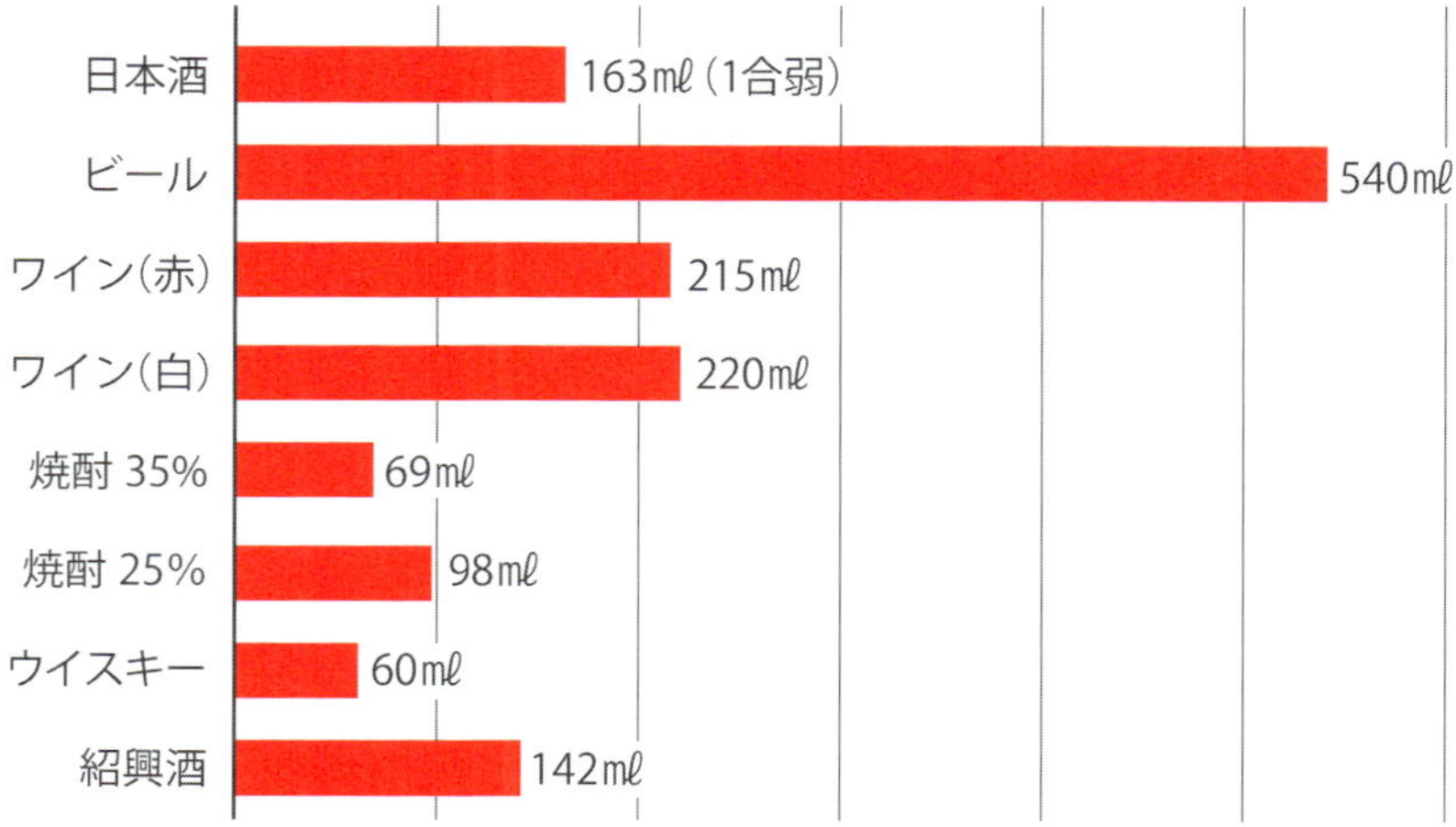

●お酒の種類により、飲める量はさまざまです。腎臓によいお酒は、とくになく、あくまで純アルコール20gを守るようにします。

かけを作らない日常生活としてください。

まず重い感染症はＣＫＤを悪化させますから、細菌やウィルス感染の機会が少ないようにします。

のど、口腔が不潔だと感染を起こしやすくなります。のどが痛くなったら、かぜ薬をのむ前に、はちみつを小さじで一日五回ほど舐めてください。これで痛みがおさまることが多いのです。これは米国食品医薬品局（ＦＤＡ）が推奨する方法です。はちみつには混ぜものが多いものがあり、直輸入のアカシアはちみつを勧めます。

夜中にトイレに起きたとき、一回だけ五分程度の歯磨きをすると、口腔内の細菌の繁殖が大きく抑えられ、かぜを引きにくくなるので、お勧めします。

蓄膿症《ちくのうしょう》はないでしょうか？　鼻からのどにかけ、たえず痰が降りる人は、副鼻腔炎があるかもしれません。

歯は大丈夫ですか？　歯周病はありませんか？　歯磨きのとき出血する人は歯周病が疑われ、歯科医でのチェックが必要です。

また冬の肺炎はとても怖いので、五年に一度の肺炎球菌ワクチン接種、毎年のインフルエンザワクチン接種が必要です。

肺炎かと思ったら一刻を争って医療機関を受診します。だるい、食欲がない、何かおかしい……その程度でも受診してください。救急センターは混んでいるので、かかりつけ医への受診を急ぎます。血液検査、聴診、胸のレントゲンをすぐやってくれる所がいいと思います。

このような感染対策に心がけると、あとは普通の人と変わらない生活です。

「ウォーキング三〇～六〇分」は万病の治療法です。睡眠に問題があればかかりつけ医に相談してください。いま増えている認知症の予防には、よく使われている「ベンゾジアゼピン系睡眠薬」は避けたほうがよいとされています。眠れないときは、いったん起きてしまい、座り姿勢で三〇分ほどテレビを見たり読書をすると眠れることが多いようです。どうしても眠れないときは、もっと軽い精神安定剤や、新しいタイプのベルソムラ、ロゼレム、ルネスタなどの睡眠剤を飲みます。

また暑い日に日なたで過ごすと脱水から腎機能を下げてしまうことがあります。夏のウォーキング、ゴルフは要注意です。

CKDの生活といっても、一般の六〇～八〇歳の高齢者の生活上の注意とほとんど変わりません。

第２章

腎機能低下が心配です…

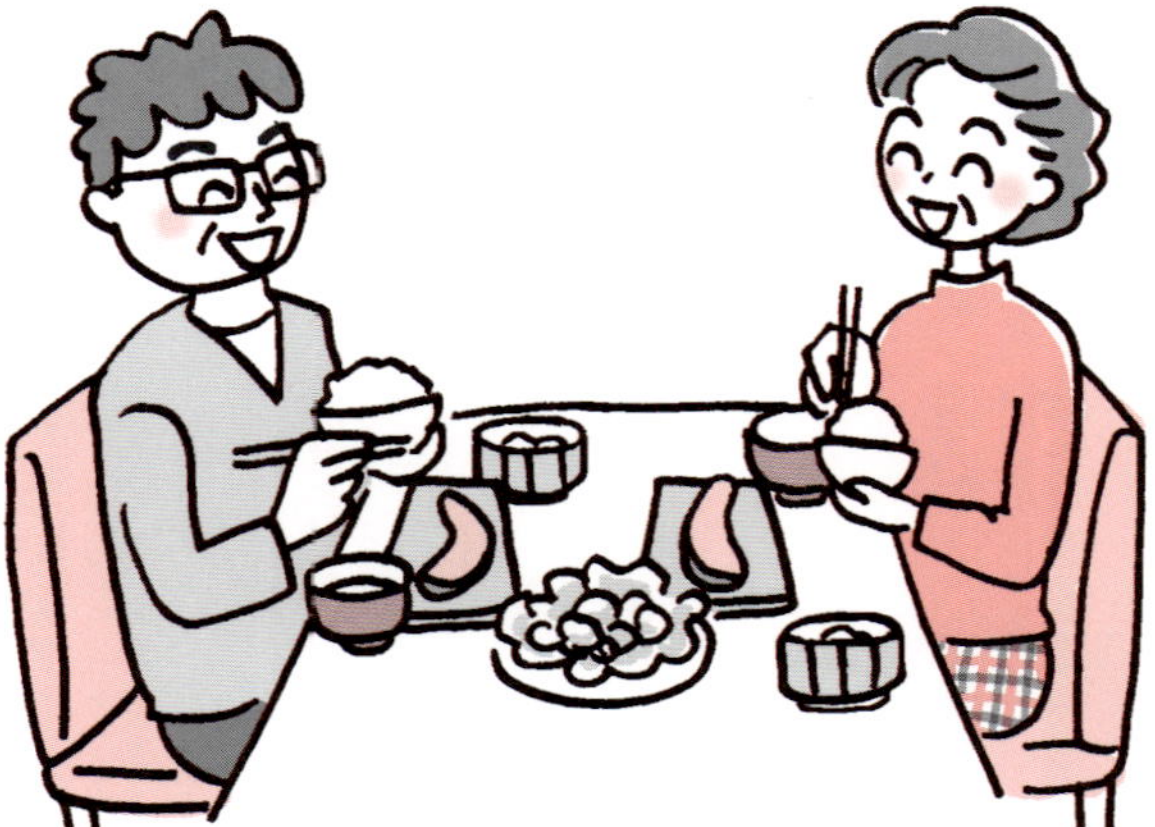

1 蛋白尿が出たり出なかったりの日々です

Q 蛋白尿が出たり出なかったりの日々が続いています。どう過ごしたらいいのでしょうか？

! ※血清クレアチニン値の上昇がなければ心配せずに過ごして大丈夫

体調によってたまたま蛋白尿が出ることがあり、そういう場合は「蛋白が出ていないのと同じだ」と考えて差しつかえありません。

腎臓病の初期段階という可能性を全否定はできませんが、その場合は蛋白尿がつねに出るようになります。それ以前の段階で落ち着いているならば、心配せずに毎日を過ごしても問題ありません。

腎機能の状態を知る目安となる項目の一つに「血清クレアチニン値」があります。いまでは市町村の検診でも、この血清クレアチニンをかならず測定してくれます。その測定で、血清クレアチニンが上昇していないかどうか。その点だけに、しっかり注目しましょう。多分あなたの場合、血清クレアチニン値は今後、何も変化しないと思います。そうであれば年に一回、検診を受け、経過をみてゆくことで問題ありません。

※血清クレアチニン：血液中に残るクレアチニン（筋肉で作られる老廃物）のこと。その大部分は腎臓の糸球体から排泄されるが、糸球体の濾過機能が低下すると、血清クレアチニンの値が高くなってしまう。その基準値は医師によって異なるが、一例を示すと、男性1.1mg／dl以下、女性0.8mg／dl未満で、それ以上だと経過をみる必要がある。

2 「蛋白の摂取を制限しなさい」と言われました

主治医から「蛋白の摂取を制限しなさい」と言われましたが、それがなかなか難しいのですが……。

「蛋白の制限」「低蛋白食」は行きすぎないように

低蛋白の食事に取り組むことには、じつは、ほとんど意味がないというお話をいたします。

現在、腎臓専門医向けの教科書として、各種の「慢性腎臓病のガイドライン」があります。そのガイドラインで、蛋白摂取量の部分を見ると、「標準体重１kgあたり、蛋白は０・６〜０・８g」となっています。この基準はすべてのガイドラインで一致しています。

「蛋白０・６〜０・８g」といってもどの程度なのかわからないと思いますが、これは普通の食事より少し抑えぎみに蛋白を摂っていれば良いという意味です。つまり強い蛋白制限を真剣に実行することは、ほとんど意味がないのです。この考えは、今では専門家のあいだで定着しています。

ところが、いまの医学教育では、栄養学の講義がなくなってしまっている大学が多いのです。医師は医学の専門知識は十分あるが、栄養学を学んでいない人がほとんどです。そのため患者から「なにか食事の指導をお願いします」と言われると、「じゃあ、それは栄養士にやってもらいましょう」と、栄養士に丸投げするかたちになります。

すると栄養士は当然、張り切って指導します。患者の腎臓病が少し進行しているようですと、二〇年以上も前には全盛だった「低蛋白食」に従って、どうしても「低蛋白の食事―それも厳しい低蛋白制限食をしてください」という指導を行ってしまうことが多いのです。

医師は現在の「ガイドライン」の方針に納得している。しかし一方、その考え方が栄養士さんにはまだ浸透していない。この医師と栄養士のギャップが、患者に大きな迷惑をかけています。

「低蛋白食」には有効どころか多大な弊害が……

大部分の日本人の患者は非常に真面目で、指導を受けると一生懸命にそれを実行します。「低蛋白食」という言葉に強烈な印象を受け、まるで宗教のように「これを実行すれば透析を免れるだろう」と信じ込んでしまいます。

もしご主人が腎臓病になれば、奥さんは栄養士から聞いた低蛋白食の指導に基づいて、一念発起《いちねんほっき》します。何冊ものノートを買ってきて、かつパソコンも用意して、ねじり鉢巻きをして、低蛋白の食事管理を始めます。

するとご主人のほうは、やがて強い栄養障害に陥ってしまうのです。手足の筋肉が細くなり、「サルコペニア」（筋肉減少）の状態になります。これは筋肉量の維持のために必要かつ十分なエネルギー補給が、低蛋白食では不足するためです。

私のクリニックにも、「透析を避けたい」とやって来る大勢の患者の半数ぐらいは、過度の低蛋白食の指導を受けていて、やっと私の所に辿《たど》り着いたという方が多いのです。

医師と栄養士の間にある認識のギャップを埋める努力が求められている

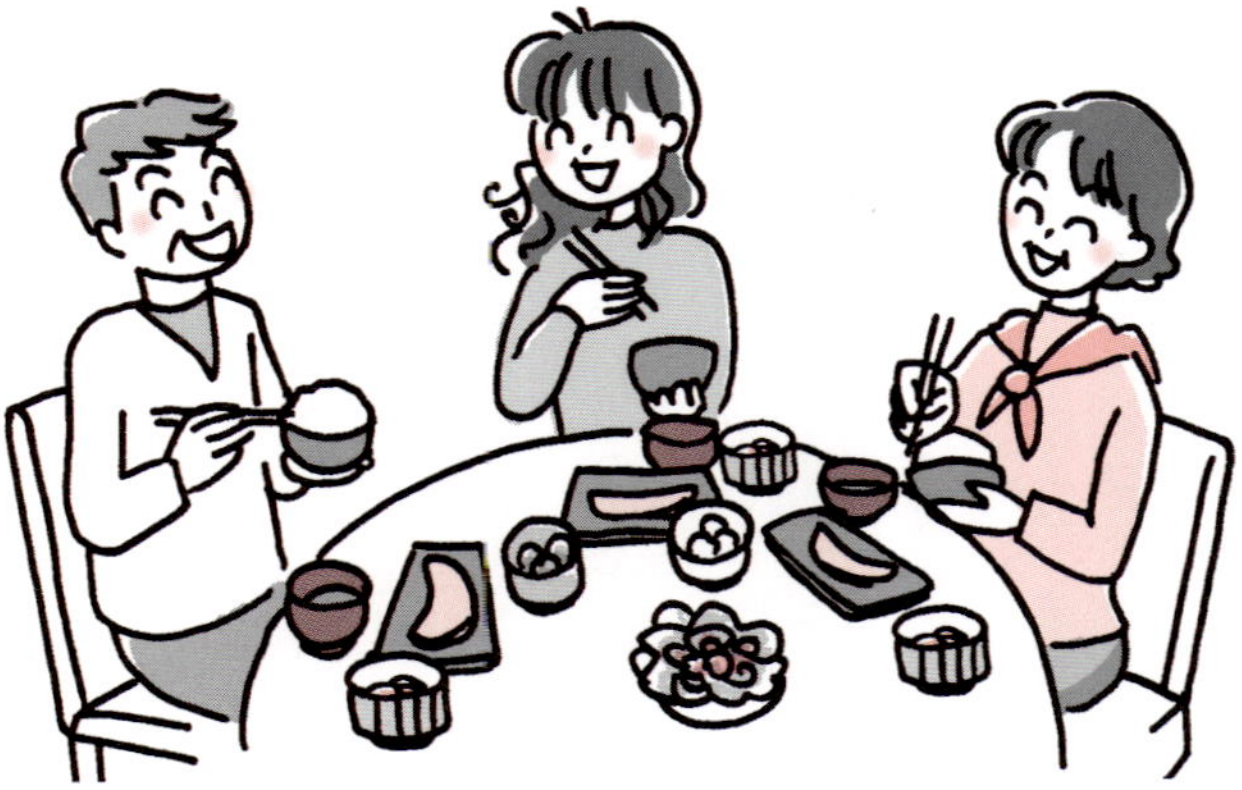

蛋白食制限をしすぎないこと

このような由々しき問題は、なんとか解決する必要があります。しかし日本腎臓学会という医師中心の学会も、また栄養士たちが中心の複数の栄養学会も、患者が大きな迷惑をこうむっていることに十分な関心を示していません。

患者は、ＣＫＤ（慢性腎臓病）の進行を抑える力のない低蛋白食を指導され、しかもうまく実行できず、栄養障害を起こします。たとえ低蛋白食が有効だとしても、栄養障害を起こさずに完全に実行することは、一人の栄養士がつきっきりで指導して、やっと可能となるほどの難しいことなのです。栄養学の知識がない一般の奥さんやご主人がいくら頑張っても、ほとんど間違ってしまいます。

間違った知識による弊害の多い「低蛋白食」が、まだまだ日本中に蔓延《まんえん》しており、私自身もこれについては非常に困っています。一度実行してしまうと、その呪縛《じゅばく》からなかなか抜けられないのが低蛋白食です。私のクリニックに転院してから、「こんな低蛋白食は必要ありませんよ」とご指導しても、多くの患者がそこからなかなか抜け出せないでいます。

ですから、すべての関連学会が協力し合い、この大きな弊害を取り除いていかなくてはなりません。

3 腎生検を受けるべきでしょうか

２＋《プラス》の※蛋白尿が出ていて、大学病院の主治医から※腎生検《じんせいけん》を受けるよう勧められました。eGFR（推算糸球体濾過量）は正常に近いと言われたのですが、やはり腎生検は受けるべきでしょうか。

腎生検から得られる情報がどう役立つか、医師にしっかり確認を

まず、主治医の先生に「腎生検を勧める理由」をよく聞いてみる必要があります。腎生検を実施することによって、普通の採血や検尿ではわからない、どのような情報が得られるのか？　またその情報があなたの病気の治療に、どのように役立つのか？　そのように順序だてて説明してもらう必要があります。

つぎに、２＋の蛋白尿があるとのことですが、定性試験《ていせいしけん》では「いったい一日に何グラム出ているか」ということはわかりません。ですから、私が推奨《すいしょう》している「24時間蓄尿」により「一日あたりの尿蛋白排泄量が何グラムか」を正確に知ったほうがいいのです。もしそれが不可能なら、外来で採った尿で「※アルブミン・クレアチニン比」（尿中のアルブミン蛋白とクレアチニンの比率）を測って、一日にどのくらいの蛋白が出てい

※蛋白尿：試験紙による定性検査により１＋、２＋（最大４＋まで）と表記する。多いほど高度の蛋白尿が出ている。
※腎生検：細い針を刺して腎臓の組織を少量採取し、顕微鏡でその状態を調べる。
※アルブミン・クレアチニン比：尿中のアルブミン蛋白とクレアチニンの比率。これで一日の蛋白尿が定量的にわかる。

るのかを推定する必要があります。

尿蛋白排泄量によっては腎生検を受ける価値あり

一般に蛋白尿が一日に1g以上であると腎臓病が進行する可能性があるとされています。私は1gで線引きする必要はなくて、「2g以上」とするのがよいと考えています。しかし一般論を尊重するなら「1g以上であれば、将来、病状が進行するかもしれない」と判断されますから、腎生検を受ける意味も出てくるかもしれません。

蛋白尿を減らす薬

蛋白尿が多いと腎機能を下げ、慢性腎臓病（CKD）を進行させてしまいます。

一般に1日1g以上がCKDを進行させると言われてますが、私の経験では1日2g以上が問題と思います。

蛋白尿の治療の基本は1.血圧がよく下がっていること、2.塩分制限（1日7g未満）が守られていることです。一部の人では0.6g／標準体重kgまでの蛋白制限も有効です。

降圧薬のなかでCa拮抗薬の一部（アテレックなど）、ARB、ACEIは蛋白尿を減らします。ARB、ACEI投与では血清カリウム上昇に注意します。

とくに注目されるのがレニン阻害薬（ラジレス）とスピロノラクトン（アルダクトン）で、単独またはこの両者の併用でよく蛋白尿を減らします。スピロノラクトン（アルダクトン）は血清カリウムが上昇しやすくなるので、食事のカリウム制限を十分にして血清カリウムがいつも5mEq／ℓ以下にあることを確かめてから投与します。

はじめに言いましたように、どういう情報が得られるのか、またその情報がどう役立つのか、この二点をはっきりさせたうえで、腎生検を受けることの可否の判断をすべきでしょう。

　どのような場合に腎生検を受けるべきなのか。【表】としてその条件を掲げましたのでご覧ください。

腎生検を受ける条件

適　応

1　蛋白尿が、1日2g以上と多い場合※
2　急性腎不全で、原因がはっきりしない場合
3　腎炎が疑われるが急速に腎機能が低下していく場合
　―― たとえば血清クレアチニン値が1週間に0.5g/dℓ以上、上昇した場合
4　糖尿病性腎症が疑われる場合
5　膠原病が疑われる場合

※蛋白尿1日0.5g以上、あるいは1g以上とする施設もある

禁　忌（避けたほうがよい）

1　腎臓がひとつしかない場合
2　クレアチニンクリアランスが20mℓ/分以下の場合
3　全身状態の異常（出血傾向、重症の感染症、心不全、呼吸不全、高度の肥満、精神不安定）がある場合

● よく腎生検を勧められることがありますが、この検査を受ける目的は何か、患者にとって、この検査をする利益は何かをよく聞くことが大切です。

4 腎機能は正常に近いが、蛋白尿が少し出ています

Q 腎機能（ｅＧＦＲ）の値は76で、主治医から「正常に近い」と言われましたが、しかし蛋白尿が１＋ほど出ています。今後、どのように過ごしたらいいでしょうか。

蛋白尿がこのまま増えずに「維持」であればあまり問題なし

！１＋程度の蛋白尿なら腎臓病を進行させないでしょう。１＋ほど出ていることや、マイナスであることは、あまり意味がないのです。もし心配なら、「24時間蓄尿」による検査（94ページ参照）を行って、一日に何グラムの蛋白尿が出ているかを確かめるといいでしょう。ｅＧＦＲについては、正常値は約80と考えられていますから、この質問の値の場合は正常値に近い数値です。つまり腎機能はとても良い状態にあり、蛋白尿もほとんど出ていない。普通の人とそれほど変わらない状態です。

今後の目安としては、「蛋白尿が増えずに、ずっと１＋程度を維持しているか」、あるいは「それ以下に減るか」、もう一つは「血清クレアチニンの値がほとんど同じ」かということです。それを知るには、年に一回、血清クレアチニン値の測定と普通の検尿を受ければよいと思います。

☆クレアチニンの値がわずかに上がったり下がったりしても、たいてい心配はないのですが、不安なら医師に相談してください。（68ページ参照）

5 食塩制限はどのように行えばいいですか？

❓食塩制限の目標値は一日何グラム以下ですか。またその制限はどのようにやればいいのでしょうか。

ひとまず食塩摂取量を一日7g未満にする

❗食塩摂取量が一日7g以上の場合、CKDは進行します。

日本人は食塩制限がとても苦手です。6g未満という主張もありますが、私はひとまずこの「7g未満」でいいだろうと考えています。

私はいま、食塩摂取量についてのアンケート調査を実行中です。近い将来、集計がまとまりましたら、またお知らせできると思います。

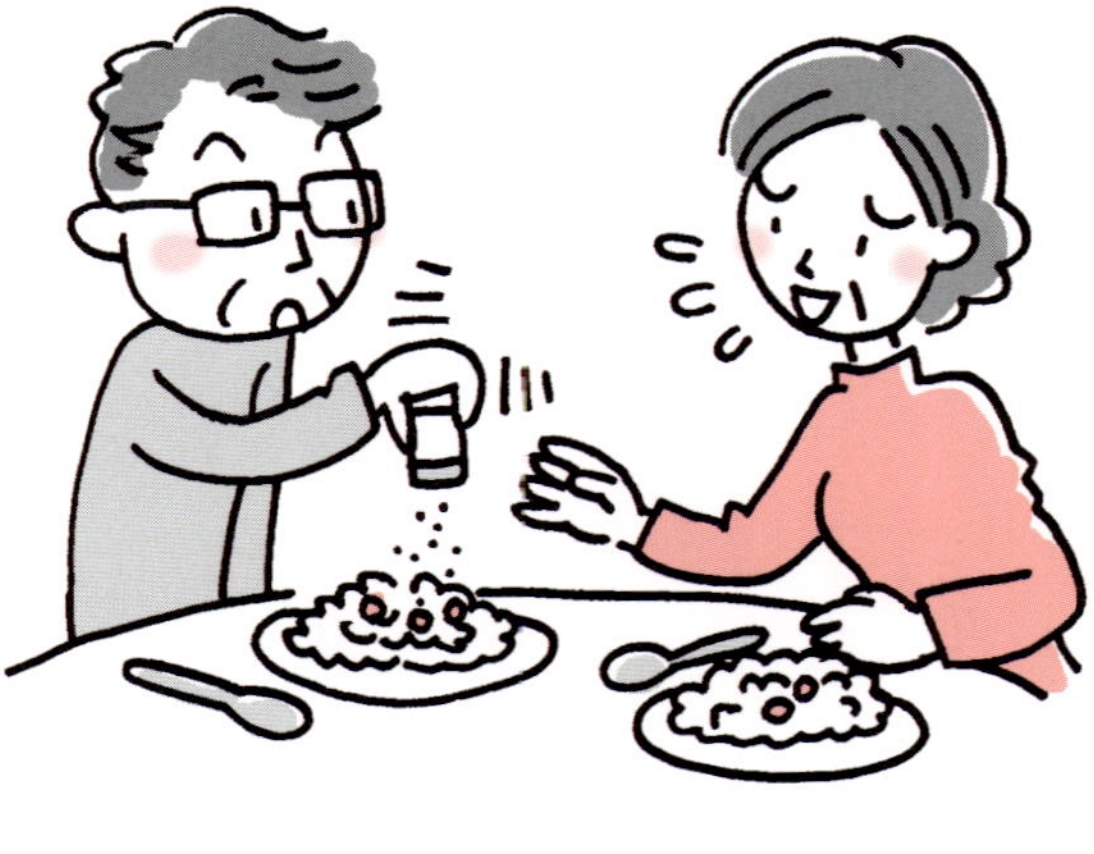

6

食塩制限が果たしてうまくいっているのか、わかりません

Q 腎臓病が進行するのを抑えるために食塩制限を行っているのですが、うまく制限できているのかどうか、自分ではよくわかりません。

「24時間蓄尿」をぜひ実行して　——食塩摂取量を正確に知る——

! 一般常識として、食塩は一日に6g未満とする制限を試みるべきだと言われていますが、そもそも日本人は一日の食塩摂取量が12gぐらいになってしまう「高食塩食の世界」に生きています。とくに外食が多いと食塩制限はきわめて難しくなります。

私のクリニックでは、受診する80%以上の方が「24時間蓄尿」（94ページのコラム参照）の一部を提出してくれます。もしこの「蓄尿」がうまく行われていれば、一日の食塩摂取量は何グラムなのかが正確に算出できます。このデータを見ると、とくに男性では6gどころか10gの制限もできない人がたくさんいます。仕事の関係で外食が多い場合はなおさらです。女性では男性に比べて「7g未満」という目標を達成できる人がけっ

こういます。

この「24時間蓄尿」という検査ですが、これを私はとても大事な検査だと考えています。別項（94ページのコラムや88ページ）でも述べますが、「24時間蓄尿」によって食塩摂取量のほかにも、さまざまなことがわかってきます。とても大きな意義を持つと同時に、診断において重要な位置を占める検査なのです。

いま「時代遅れの検査だ」「家のなかが不潔になる」などで蓄尿を行う医療機関は減っています。

しかし治療がうまく行かず透析に入る患者の数はこの一〇年、むしろ増えています。蓄尿からは多くの情報が得られますので、そのなかに腎臓病を治療していくヒントがあるかもしれません。

治療がうまくいっていないのなら、尿からの情報をもっと集める、利用するという謙虚さが必要です。

7 栄養指導で「カリウムの制限を」と言われました

Q 六二歳の男性ですが、栄養指導で「カリウム制限をしろ」と言われました。eGFRは38です。血清カリウム値は4・3mEq／ℓ以下を保っていて、eGFRはここ三年間変わっていません。

慢性腎臓病でも一律にカリウム制限をする必要はない

! ご存じかと思いますが、eGFRが低下すると、カリウムを腎臓から排泄する能力がしだいに低下します。しかし、あなたのeGFRは38(正常の数値の47%)と、まだかなり保たれています。eGFR60未満がCKD(慢性腎臓病)ですから、あなたもCKDに入ります。しかし、CKDだからと言って、一律にカリウム制限をする必要はありません。

血清カリウム値は4・3mEq／ℓで目標値は5・5mEq／ℓ未満ですから、とても余裕があります。したがって、食生活でカリウム制限をする必要は、まったくありません。カリウム制限は血清カリウム値が幾つなのかによって決めるべきなのです。

たとえば、血清カリウム値がいつも5mEq／ℓなら、目標値5・5mEq／ℓ未満まであまり余裕はないので、これ以上カリウムの多い果物や野菜を摂らないほうが良く、４・０mEq／ℓなら果物をもっと摂れますし、また野菜のゆでこぼしも要らなくなります。

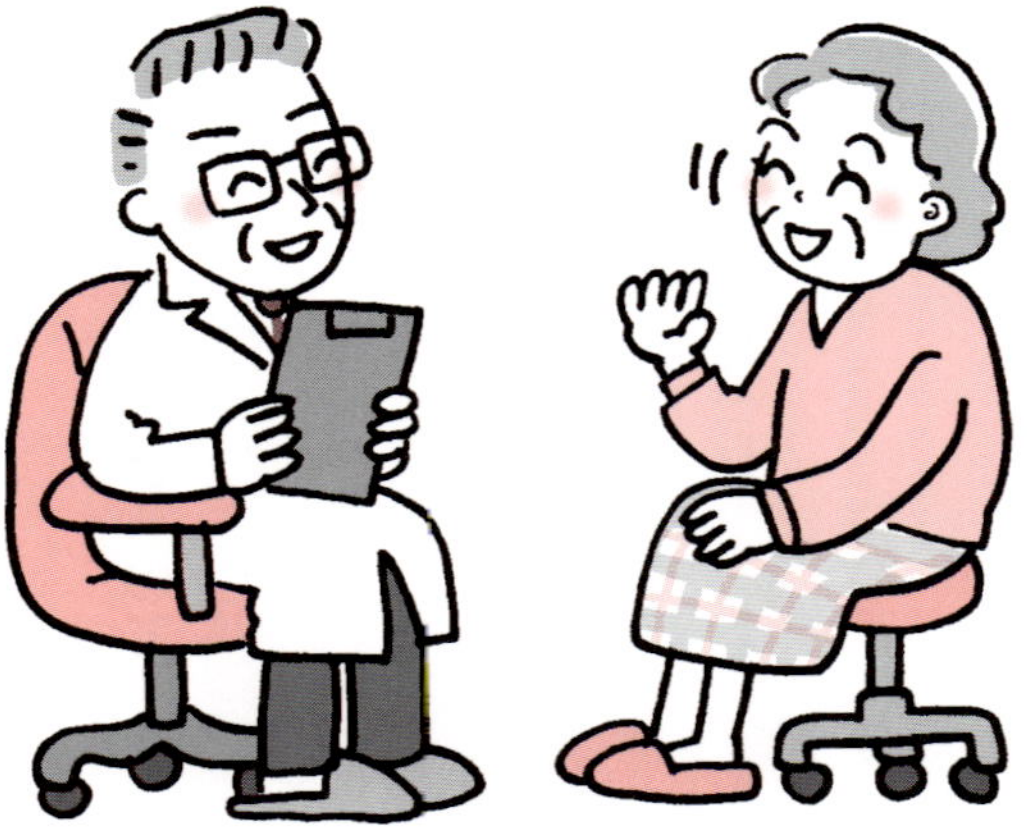

栄養指導は医師と相談を

8 ▼ 蛋白尿は出てないのに腎機能が低下しています

Q 蛋白尿は出ていません。それなのに、腎機能が徐々に低下しているのですが、どうしてなのでしょう。

早期治療が必要な尿細管間質性腎炎

! おっしゃるような状態は比較的まれなのですが、治療が遅れると透析の開始が避けられなくなることがある病気です。ですから早めに手を打つ必要があります。

蛋白尿は出ていないわけですから、この病気では腎臓の糸球体は侵されていなくて、糸球体以外の腎臓の組織＝間質という部分が炎症を起こしている状態なのです。おそらく、あなたの病気は「尿《にょう》細《さい》管《かん》間《かん》質《しつ》性《せい》腎《じん》炎《えん》」です。

先日、私のクリニックに、この腎炎にかかって腎機能（eGFR）が低下し、その値が10に接近するという非常に深刻な事態で来院された人がいました。その方は、私が投与した薬によって病状の進行がピタッと止まり、現在では、腎機能は少し上向きに回復しています。この方は元来、ボランティア活動を熱心にやっていたのですが、今はまた、たいへん元気に活躍の現場に戻っておられます。

炎症に有効かつ副作用の少ない薬を投与する

この尿細管間質性腎炎は従来、副腎皮質《ふくじんひしつ》ステロイドホルモンでの治療が有効とされてきました。大学病院などでは、腎生検を行って尿細管間質性腎炎であることを確かめ、そのうえでステロイドホルモンを投与するという治療法をとっていました。

しかしステロイドホルモンは副作用が非常に多く、顔が丸くなる〝ムーンフェイス〟になったり、肩の所に脂肪の沈着が起こって怒り肩になったりします。とくに女性では避けたい副作用が多いのです。ひどい副作用として、大腿骨頭《だいたいこっとう》の壊死《えし》とともに股関節に障害を起こす大腿骨頭壊死もあります。

私が使用する薬は、元来は膵炎《すいえん》の治療薬として用いられているもので、市販名が「フォイパン」です。これを三錠（３００㎎）飲んでもらうだけで進行が止まってしまいます。すでに二〇例以上、「蛋白尿は少なくても、次第に腎機能の低下が進行している」という患者を治療してきました。目立った副作用もほとんどなく、優れた治療法であると思います。もし蛋白尿もなく腎機能低下が進んでいるのが明らかであれば、なるべく早くこの治療を始めてください。

9 ▼ 高い血圧が下がりません

血圧がとても高く、下がりません。血圧が下がらないのはなぜでしょうか。

極端な腎不全でないかぎり血圧は下げられる

血圧が下がらないことは、私の経験ではまずありません。ただし、まれにどうしても下がらない血圧もあります。それは腎機能が極端に下がって、透析を受けざるを得ない寸前、ｅＧＦＲの数値が6前後に到達してしまった状態のとき、どんなに降圧薬を使っても下がらないことがあります。

しかしそのような極端な腎不全でないかぎり、血圧は下げることができます。血圧に対応する薬の種類は、大きな分類で一〇種類、小さく分けると三〇種類ぐらいあって、いろいろ選ぶことができます。この各種の薬の使い方に慣れていれば血圧を下げることができるわけですが、それらの薬を十分に使いこなせない医師も多いので、下がらない場合が出てくるのです。

薬剤の特徴を知っておこう

薬剤の特徴（降圧薬）

中分類		特徴	主な一般名
降圧利尿剤	サイアザイド（類似）利尿薬	減塩と同様の効果があり，単剤もしくは他剤との併用.代謝性副作用抑制のため少量投与．腎障害にはループ利尿薬	ヒドロクロロチアジドラシックス
β遮断薬		心合併症や交感神経優位の高血圧に有用．糖・脂質代謝に悪影響．徐脈，気管支喘息には禁忌．β１受容体選択制，内因性交感神経刺激作用の有無で分類	アテノロール
αβ遮断薬		β遮断作用≧α遮断作用．カルベジロールは心不全，ラベタロールは妊娠高血圧に適応	アベタロール塩酸塩
α遮断薬		早朝高血圧に対して眠前投与．排尿障害，脂質代謝に好影響．起立性低血圧に注意	ドキサゾシンメシル酸塩
Ca（カルシウム）拮抗薬	ジヒドロピリジン系	降圧効果が確実で，心不全合併症以外広く使用可能．副作用も少なく第一選択薬	アムロジピンベシル酸塩
	ベンゾチアゼピン系	降圧効果が緩徐で弱い．狭心症や頻脈に適応．心不全や徐脈に禁忌または慎重投与	ジルチアゼム塩酸塩
アンジオテンシン変換酵素（ACE）阻害薬（ACEI）		心疾患や糖尿病，腎障害合併に対する改善作用．空咳の副作用あり，妊娠には禁忌	エナラプリルマレイン酸塩
アンジオテンシンⅡ（AⅡ）受容体拮抗薬（ARB）		ACE阻害薬と同様な臓器保護効果があり降圧作用が強い．副作用がほとんどなく第一選択薬．妊娠には禁忌	カンデサルタンシレキセチル

● 多くの薬がありますが、慢性腎臓尿（CKD）に用いられるおもなものは以下のものです。

■カルシウム（Ca）拮抗薬

血圧を維持する動脈を拡張させ血圧を下げます。アダラート、アテレック、ヘルベッサーなどがあります。腎機能が下がっていても用いることができます。

■利尿薬

CKDでは体への水やナトリウムの貯留が血圧上昇の原因の一つです。しかし腎機能が低下すると効かないものもあります。

ループ利尿薬と呼ばれるラシックスは良く効きますが、体の水・ナトリウムを下げすぎると腎機能を下げてしまうので慎重に用います。

その他の利尿薬としてダイアート、ルプラックも腎機能が低下しても利尿・降圧を示し、腎機能を低下させることも少ない利尿薬です。

状態と段階に応じて降圧薬を使い分ける

降圧薬の中分類のうち、一番の主力はカルシウム拮抗薬です。カルシウム拮抗薬はかなり強力に、しかも比較的副作用が少なく血圧を下げることができます。

次に、アンジオテンシンⅡ受容体拮抗薬（ＡＲＢ）、あるいはアンジオテンシン変換酵素阻害薬（ＡＣＥＩ）があります。しかし、これらには血清のカリウム値が上昇するという副作用がありますので、使用には多少、慎重でなくてはなりません。

三番目の有力な薬としては、交感神経遮断薬《こうかんしんけいしゃだんやく》、なかでも交感神経《こうかんしんけい》α1受容体遮断薬《じゅようたいしゃだんやく》というものがあります。これの代表的な薬は、商品名「カルデナリン」です。

これらの三種類をうまく使えば、だいたい血圧は下げることができます。

◇◆降圧薬――第1段階◆◇

保険診療上、カルシウム拮抗薬は、別々の種類で二種類まで使うことが可能となっています。カルシウム拮抗薬が二種類あれば、これだけでもかなり強力な血圧降下作用をもたらしますから、それほど重症でないＣＫＤであれば、この二種類だけで十分に血圧を下げられます。

◇◆降圧薬――第２段階◆◇

どうしてもカルシウム拮抗薬だけでは下がらない場合には、63ページの表の七番目に挙げたＡＲＢ、あるいはＡＣＥＩを併用します。さらに、それでも下がらない場合には、α１遮断薬《しゃだんやく》――先ほど「カルデナリン」という代表的な商品名を挙げましたが、これを用います。ただしこのα１遮断薬は、めまい、立ちくらみという副作用をかなり高頻度で起こすので、なるべく使用は避けたい薬です。

◇◆降圧薬――第３段階◆◇

以上の三〜四剤を使用してもなお下がらないときには、利尿薬を併用します。ちなみに利尿薬は腎機能を低下させることもあるので、腎臓に安全な利尿薬を使います。最近ではアゾセミドなどが推奨されます。

塩分摂取量を下げる努力も不可欠

もしあなたの血圧が下がらないのだとしたら、いま述べたような順番を踏んだ治療がきちんと行われていたのかどうか――。そこが大事なチェックポイントになると思います。

もう一つ気になるのは、あなたの塩分摂取量です。塩分摂取量が非常に多いと、降圧効果、つまり血圧を下げる効果がなかなか現れてきません。塩分の摂取量については、ご自分では守っているつもりでも実際にはかなり多く摂ってしまっている、という場合もしばしばあります。ですから家庭で行う「24時間蓄尿」の検査をして、塩分摂取量を正確に調べる必要があります。

この蓄尿検査で、塩分摂取量がもし一日12g以上という結果が出たなら、それを7g未満、あるいは6g以下に下げる努力をします。それが血圧治療の前提条件です。

10 クレアチニンの意味がわかりません

通院のたびに毎回、主治医からクレアチニンの話が出るのですが、このクレアチニンそのものがよくわかりません。

腎機能が下がると老廃物であるクレアチニンの血中濃度が上昇する

クレアチニンは筋肉の活動中にできてくる老廃物（ゴミ）で、体には利用価値がないのでなるべく早く体の外に出そうとします。腎臓で濾過《ろか》されるさまざまな物質――水、ナトリウムなど、ほとんど多くは再吸収され、また体に戻されます。しかし、このクレアチニンは再吸収されず、腎臓を素通りします。この性質があるため、腎臓の濾過能力（腎機能）が下がってくると、血液中のクレアチニン値の血中濃度が上昇するのです。これを血清クレアチニンといいます。血清クレアチニンは腎機能の状態を知るための、よい指標になります。

「血清クレアチニン」値だけでなく「ｅＧＦＲ」値もしっかり見ること

また腎機能は、この血清クレアチニンだけでなく、ＧＦＲ（糸球体濾過量）として表されます。これまでに数多くの日本人から抽出して、血清クレアチニン値と、真のGFRの関係を求める研究が重ねられてきました。

　しかしこれは真のGFRではなく、計算で求められた（estimated）GFRなので、eGFRと表現されます（14ページ参照）。

　ちょっとわかりにくかったかもしれませんが、ある男性患者の血清クレアチニン値とeGFRの関係を【図（折れ線グラフ）】に示してみました。赤の血清クレアチニンは途中から急に上昇し、クレアチニンだけでみると腎臓病が急に悪くなったように見えますが、黒のeGFRはほぼ直線的に低下していきます。

　つまり腎機能は急に低下するのではなく、

血清クレアチニン値と糸球体濾過量の関係

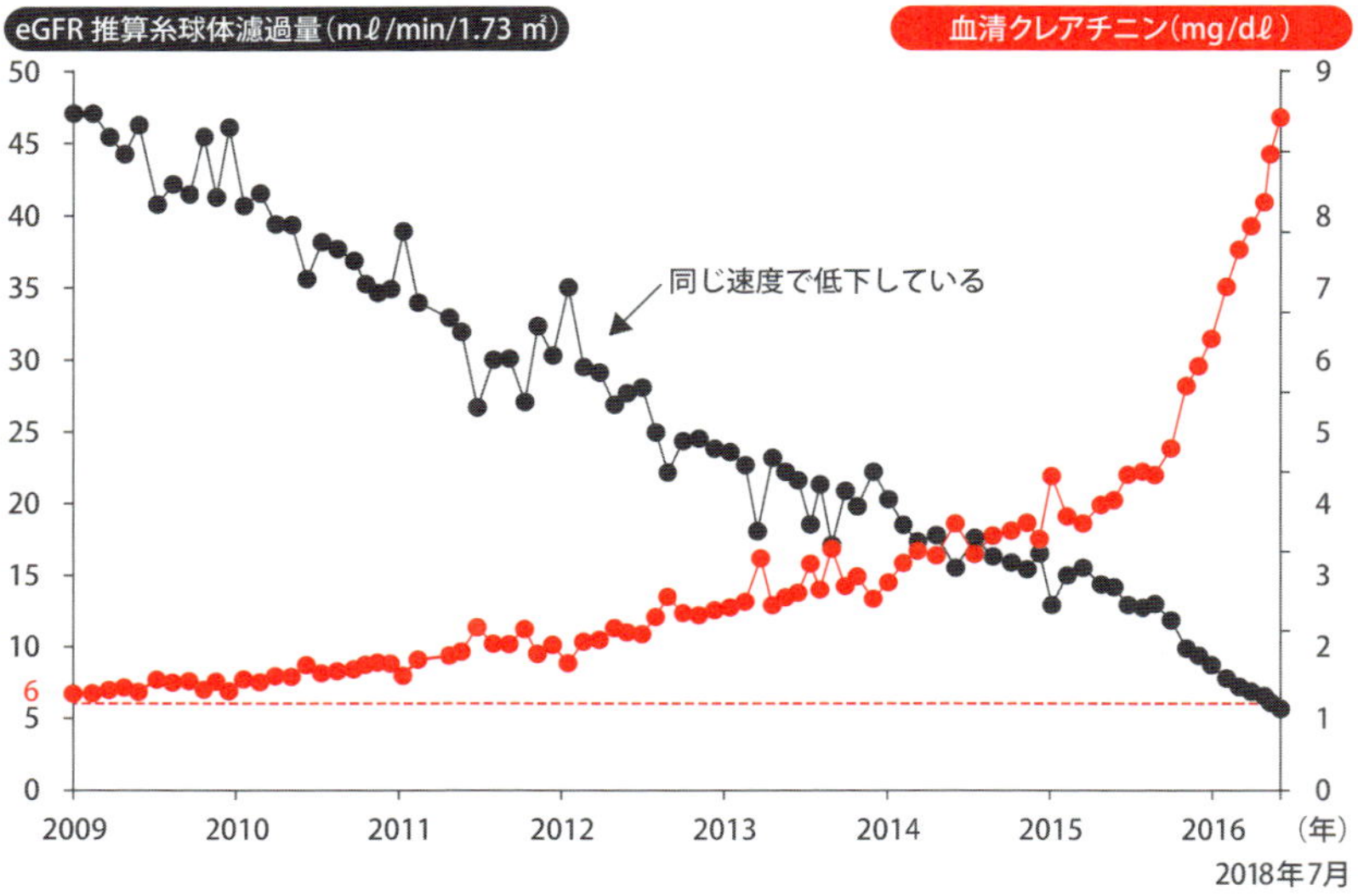

- eGFRは初めからほぼ一定の速度で低下するという、腎機能の低下を表している。血清クレアチニンの急上昇で腎機能が急に悪くなったわけではない。
- クレアチニンクリアランス　血清中のクレアチニンのクリアランス（腎臓が老廃物を排泄する能力）を計算し、腎機能を推定する値。

多くの場合初めと同じ速度で低下しているのです。私のクリニックで患者に渡している「腎臓病手帳」では、ｅＧＦＲの項を赤枠で囲んで「ここをまっさきに見て下さい！」と書いています。それは、より真の腎機能に近いｅＧＦＲ値をまっさきにチェックする習慣を持ってもらいたいからです。

腎臓病手帳

□糖尿病性腎臓病　□腎硬化症　□尿細管間質性腎炎
□慢性糸球体腎炎　□多発性のう胞腎　□その他（　　　　）

年	2017				
月 / 日	6/24	7/29	8/5	8/17	9/9
●進行因子 これ以外の進行因子は、血圧、睡眠時無呼吸です / 治療 その他					
体重（kg）	58.5	58.0	57.0	57.	57.
血液 ●ヘモグロビン（g/dℓ）≧11	12.4	11.4	10.4	10.7	11.7
尿素窒素（mg/dℓ）	37.2	32.7	30.4	32.6	35.1
クレアチニン（mg/dℓ）	52.8	83.4	70.2	67.9	46.7
●尿酸（mg/dℓ）＜7.0	5.01	10.10	7.35	6.35	6.38
カリウム（mEq/ℓ）＜5.5	7.4	6.7	6.3	5.4	4.5
●リン（mg/dℓ）2.5～4.5	5.4	5.2	4.5	4.6	5.61
●重炭酸（mEq/ℓ）≧22	4.4	5.9	3.7	3.7	4.1
ここをまっさきに見て下さい！ 腎機能① eGFR（mℓ/min/1.73㎡）中央値80	9.8	4.5	6.4	7.5	7.5
腎機能② CCR（クレアチニンクリアランス）（mℓ/min/1.73㎡）中央値100	5.0	10.1	7.4	6.4	6.4

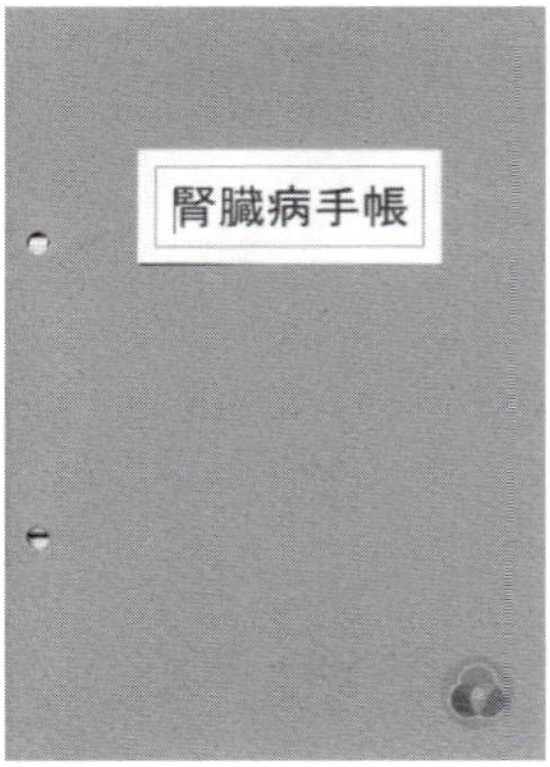

●ヘモグロビンからeGFRまでが血液から得られたデータです。治療しなくてはならない数値には、右に赤マークをつけます。

eGFR（推算《すいさん》糸球体《しきゅうたい》濾過量《ろかりょう》）とCcr（クレアチニンクリアランス・老廃《ろうはい》物《ぶつ》の排泄能力《はいせつのうりょく》）の関係について

　ところで、血清クレアチニン値は体の筋肉量が増えたり減ったりすれば、その影響を受けてしまいます。たとえば、急にボディビルを始めて一カ月で筋肉の量が20％増えれば、腎機能は変わっていないのにeGFRは一見、下がってしまうのです。また、食欲が低下して寝たきりになれば筋肉量が減り、本当の腎機能は以前と変わりないのに、eGFRは増加して腎機能が良くなったように見えます。

　つまり、「筋肉の量が短期間に大きく変化するなどということは、普通は、ほとんどない」とはいえ、血清クレアチニン値だけからeGFRを算出し、腎機能の状態の判断を求めようとすると、ときに誤った値を示してしまいます。

　このような「見かけ上の誤り」を防ぐため、69ページの当クリニック「腎臓病手帳」では、「※クレアチニンクリアランス（Ccr）」の欄が、eGFRの下にあります。eGFRとCcrの比率が大体一対一・四の関係であれば、eGFRは正しい腎機能を表していると言えます。

※クレアチニンクリアランス（Ccr）：腎臓が血清中の老廃物を排泄する能力。腎機能を推定する検査値ともなる。筋肉の増減の影響を受けないが、一方、自宅で蓄尿を行うため、蓄尿が完全だったかどうかのエラーが入りやすい。

11 「腎臓病は複雑だから薬は減らせない」と言われました

Q CKDで通院しています。主治医に「薬が多い」と言ったら、「病気が複雑なので減らせない」と言われました。やはり多くの薬を飲まなければいけないでしょうか。

保険制度で減点されても薬を増やさねばならない時もある

! CKDは73ページの図のように「たくさんのいろいろな病気が積み重なっている」と表現してもいい病気です。したがってあなたの主治医が言うように、薬が増えるのはやむを得ない面があります。

しかし私は、一方で「なるべく薬を少なく処方したい」と考えています。病状が変化すれば服用の必要がなくなる薬もあります。

いま述べたように、CKDの性質上、薬が増えるのはやむを得ないと、私も思います。ただそのことについて、主治医の先生は患者によく説明すべきでしょう。その説明がないので患者は「いわゆる『薬漬け医療』で、たくさんの薬を出しているのではないか」「医師の収入を増やそうと思って、処方の数を多くしているのではないか」という疑念を持ってしまうのです。

現在の保険制度では、薬についてはほとんどが院外処方になっています。つまり、医師は処方箋を発行するだけで、薬を出したからといって収入が増えるわけではありません。

むしろCKDを診る医師ががっかりしているのは、薬を七剤以上を処方すると多すぎるとみなされ、「減点」されてしまうということです。医師としては診断の結果、やむを得ず多くの薬を処方しているのに、「薬漬け医療じゃないのか？」「いい加減な診療をやっているんじゃないか？」と国から疑いを持たれ、減点されてしまうのです。

このような、医師の診療内容を信用しないいまの保険審査のあり方は、とても問題だと思います。もっともこのようなことは患者が知る必要のないことですが……。ただ、減点されて収入が減ることになろうとも、それを度外視《どがいし》して薬を出さざるを得ない場合もあることは、ご理解ください。

腎機能が低下するにつれ生じる「異常」とその治療

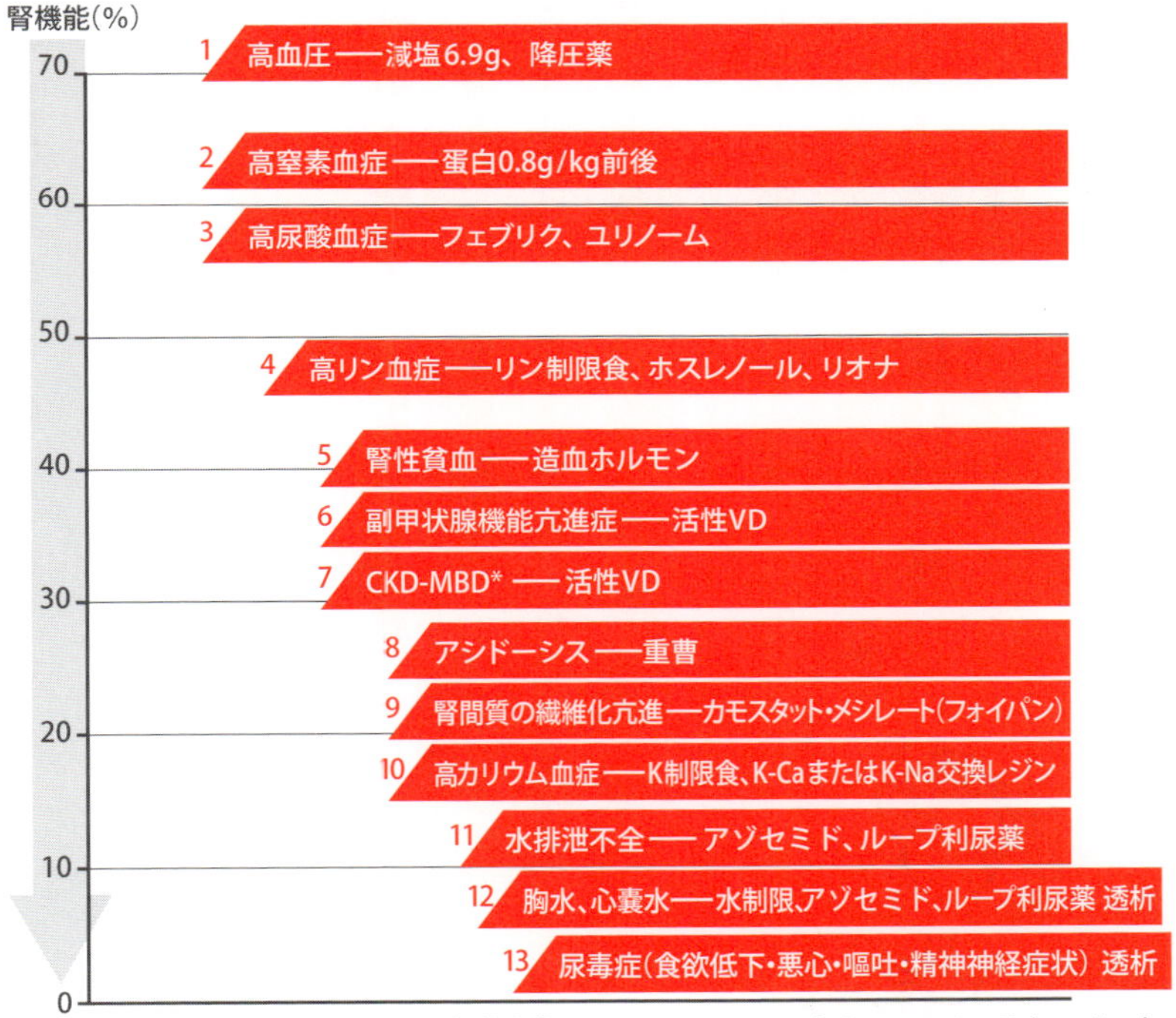

*CKD-MBD:CKD骨ミネラル代謝異常　　2014/9 Toride Prospective Cohort Study

●腎機能が低下すると、このようにたくさんの病気(病態)がつみ重なった状態になります。たとえば腎機能10%の人は11もの病気を背負っているのです。CKDはとても複雑で、薬が増えてしまうことを理解してください。

12 顔や脚にむくみが出ています

顔や脚にいつも、むくみが出ています。蛋白尿は出ていないのですが、このむくみは大丈夫でしょうか。

心臓の機能低下によるむくみは要注意

いちばん心配なのは、心臓の機能低下、つまり心臓の働きが下がったために出るむくみです。「うっ血性心不全」になるおそれがあります。ですから心臓の働きの状態を、循環器の専門医によく診てもらう必要があります。

もし「それほど心臓の働きは悪くない」という結果であったら、その次に考えられるのは、脚の静脈の異常です。たとえば脚に静脈瘤《じょうみゃくりゅう》ができている。ご自身では見えないので気付かないけれど、膝の後ろあたりに血管の瘤《こぶ》が見つかれば、この静脈瘤がむくみの原因かもしれません。

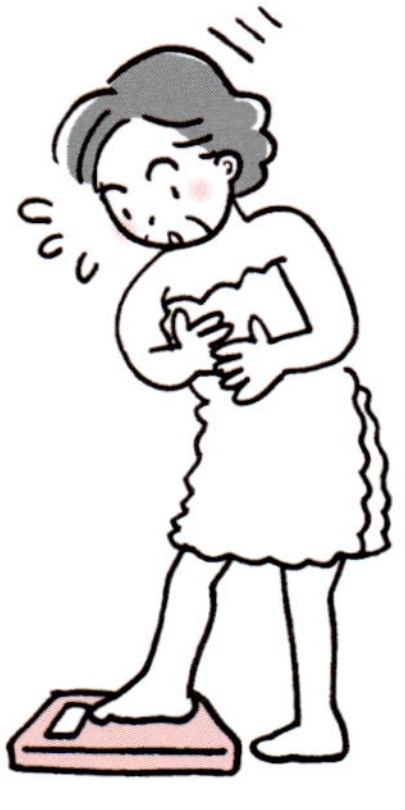

体重に注意

ただし静脈瘤のむくみは左右差があります。ですから左右とも同じようにむくみがある場合には、静脈瘤によるものではないと思います。

それから下肢《かし》の血栓《けっせん》で怖いのは太い静脈にできる血栓です。片脚だけにむくみが強く出る場合、これを疑います。

リンパ性浮腫《ふしゅ》によるむくみもある

両脚とも均等にむくみがある場合、ほかにどういう原因が考えられるかというと「リンパ性浮腫」があります。体液を心臓に還流しているリンパ管のどこかに詰まりがあると、それほど強度ではないが、むくみが脚に出ます。もし、一方の脚に手術を受けたことがあれば、手術したほうの脚のリンパの流れが遮断されて、そちら側がむくむことになりますが、手術の経験がないなら、おそらく均等な、両脚とも同じようなむくみになります。

このような場合は、それほど心配することはありません。このリンパ管のむくみによって、何か大事に至るということは、まず考えにくいのです。ですからこの場合には、念のため朝と晩の体重差をチェックして、夕方の体重が朝に比べて一キロ以上増えるようなことがなければ、あまり心配しなくていいかと思います。

それでも「むくみがどうしても気になる」というなら、副作用が少ないアゾセミドなどを飲み、むくみを減らします。

つけ加えるとすれば、顔のむくみには患者の主観が入りがちです。「顔がむくむ」「朝、起きた時にむくんでいる」と訴えて来院する患者が多いのですが、むくみを見るのに慣れている医師から見ると、「これは、むくみじゃないんじゃないか」と思う場合がかなりあります。そうした場合はまず心配ありません。

どうしても気になる方は、むくみがない時とむくみがある時の、両方の顔写真をお持ちいただいて、「このようにむくみがある」とはっきりおっしゃっていただくと、医師も正しい判断ができます。

顔にしろ、脚にしろ、むくみが出るということは、それだけ体に水が溜まってきているわけで、体重がかならず増えるはずです。朝の体重がふだんより一キロ以上、あるいは二キロ以上増えた場合には、むくみによる体重増加です。体重増加が急に起こったことが確かであれば、脚にも顔にもむくみが出てもおかしくありません。

ですからまず、むくみが本当にあるのかどうかの判断と、つぎに体重の増加を伴っているのかどうか、そこを確かめるのがいちばん大事です。

(注) 婦人科の手術で片方の脚だけがむくむ、あるいは乳がんで手術を受けた腕にむくみが出来ることがあります。これもリンパ性浮腫で、進行すると脚や腕の感染に至ることがあります。リンパ性浮腫を専門に診ているクリニック受診が必要です。

13 蛋白尿が多く、かつ、むくみがあります

Q 蛋白尿がとても多いと診断されました。むくみもあります。

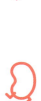

「高度の蛋白尿」「低アルブミン血症」「むくみ」――この３つが揃ったらネフローゼ症候群

! 蛋白尿が多い場合、「どのくらい多いのか」ということが問題になります。一般には、蛋白尿は１＋から４＋まで、いわゆる定性《ていせい》検査で判定されます。「とても多い」ということは、３＋以上でしょうか。そうだとすると一日あたり４g以上の蛋白が出ている可能性が高くなります。

もし４g以上が出ているなら、蛋白濃度を知る指標となる血液中のアルブミン濃度――現在は蛋白濃度をアルブミン濃度で測ることが多い――が下がっているはずです。「高度の蛋白尿」「低アルブミン血症」「むくみ」。この三つが揃うと「ネフローゼ症候群」という状態です。

病名がこの「ネフローゼ」なら、しっかりと治療する必要があります。その場合、多く出ている蛋白尿がむくみの原因なので、薬剤によって減らすしかありません。薬剤

としてはいろいろなものが使われますが、たとえば副腎皮質ステロイドなどは副作用が非常に強いので、なるべく副作用の少ない、安全性の高い薬を処方します。

私のクリニックでは、有効率がとても高いレニン阻害薬、商品名で「ラジレス」をまず使い、どうしても下がらなければ、つぎにスピロノラクトン、商品名で「アルダクトン」を併用します。

また食事の蛋白量を減らしたほうがよい場合もあります。ネフローゼ症候群でなくても、一日2g以上の蛋白尿が出ている場合、進行する原因になるので治療します。

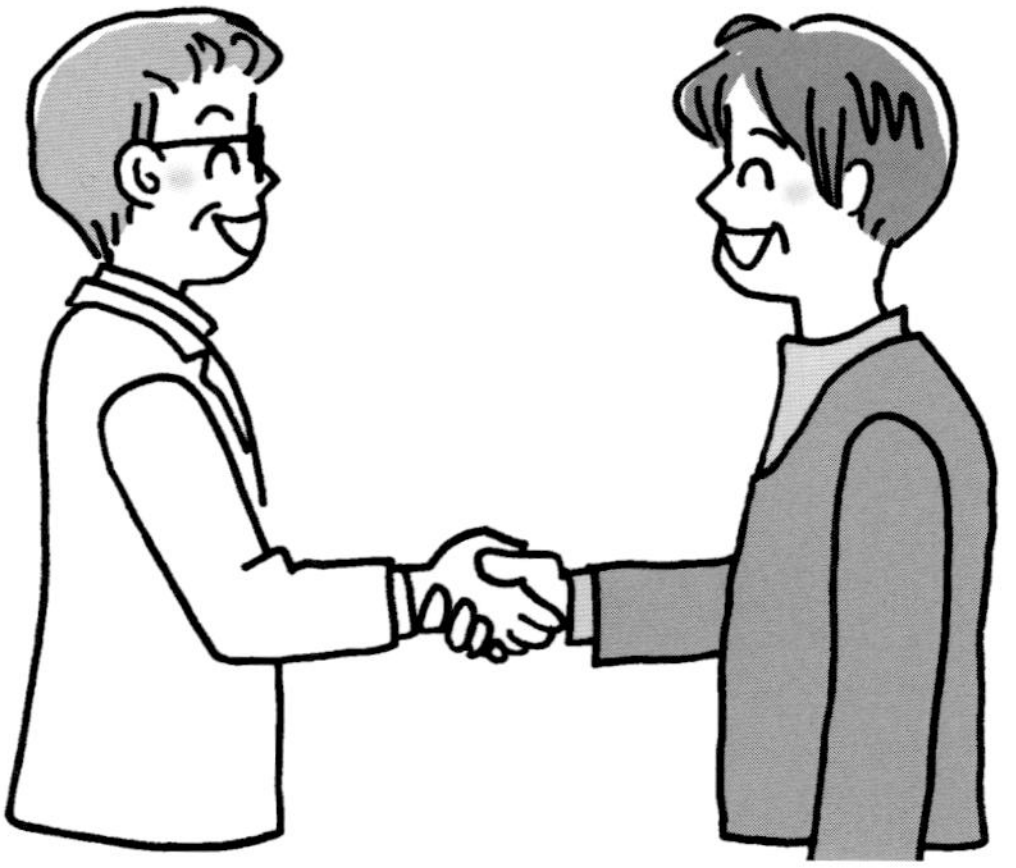

医師と相談することが大切

14 蛋白尿とともに血尿も出ています

Q 蛋白尿があり、また血尿も出ています。

! おそらく慢性糸球体腎炎だが、まれに膀胱《ぼうこう》の異常による血尿も

血尿と蛋白尿が出ているということは、腎炎の疑いがあります。おそらく「慢性糸球体腎炎」でしょう。尿を濾過《ろか》する腎臓の糸球体に異常があり、蛋白が出ているのです。同時に、同じ糸球体の中に血尿も出てしまうという異常を伴っている場合、蛋白尿とともに血尿が出ます。

血尿は、蛋白が出るのに伴う、いわば安心できる血尿の可能性が高いのですが、「まったく別の原因の血尿が重なっている」という可能性もなくはありません。尿路は、腎臓から始まって尿管、膀胱、尿道と続いていますが、まれに血尿が腎臓以外の原因で出ていることがあります。それは膀胱からの血尿の可能性です。膀胱に腫瘍《しゅよう》ができて、その腫瘍から出血していることがあるのです。

以上のように、血尿の出る原因は腎臓と膀胱の二つの可能性をまず考えます。「血尿といえば腎臓からだろう」と見過ごしてしまうのを避けなければなりません。ですから血尿が続いている人は、三年に一回ほど、超音波で膀胱の様子を見る必要があります。その際は尿を少し我慢して、膀胱が尿で一杯になった状態で超音波検査を行なうと、膀胱の中に腫瘍などの異常があるかどうかがよく分かります。

尿路模式図

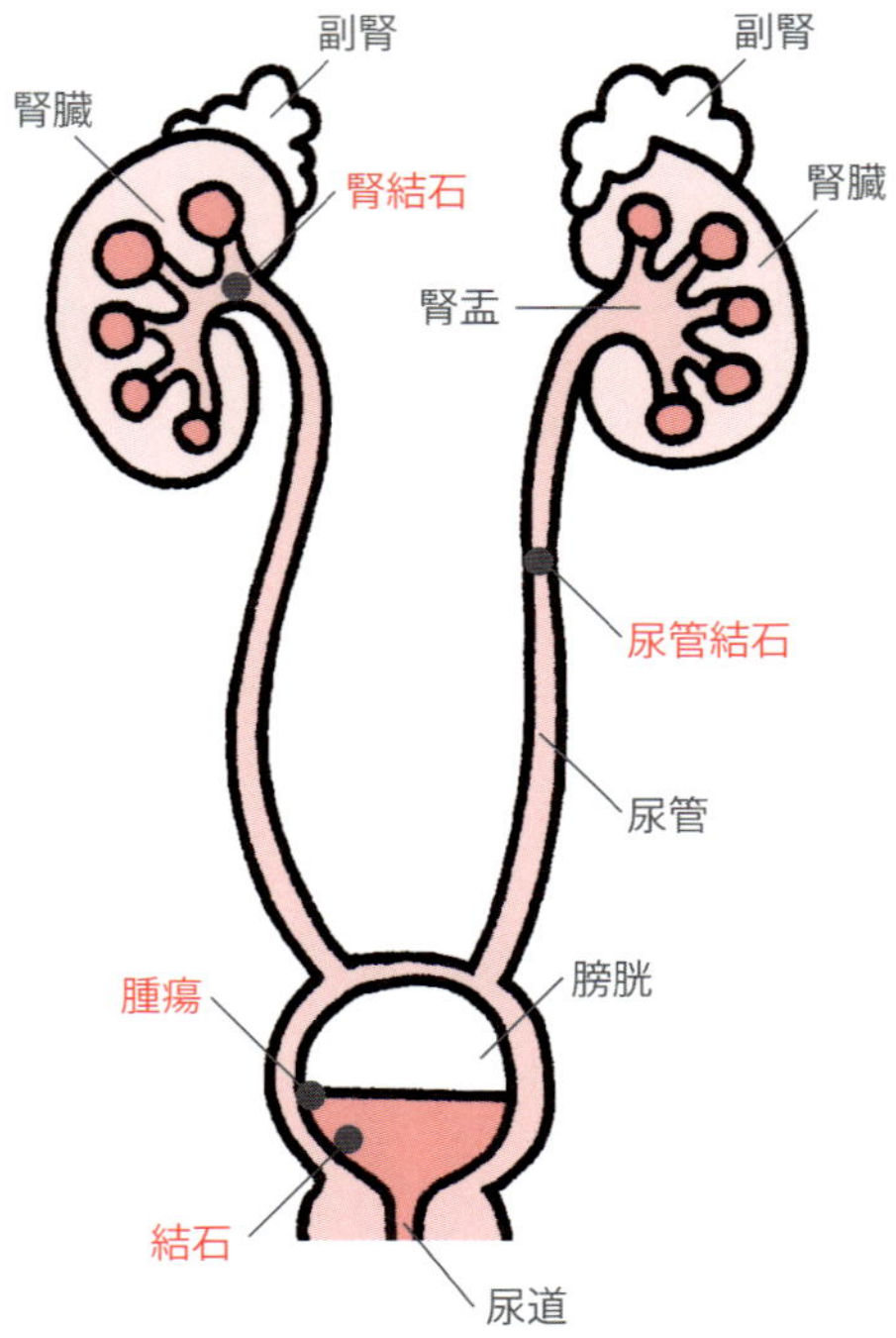

●尿路は腎盂・尿管・膀胱・尿道からなり立ち、そのいずれにも結石や腫瘍ができる。

15 血清クレアチニン値の上昇はいくつまでなら止められますか

Q 五二歳の男性です。現在、血清クレアチニンの値が3・5㎎／㎗です。この血清クレアチニン値は、いくつまでなら上昇させずに止めることができるのでしょうか。

大いなる可能性を秘めた当クリニックの「※保存療法」――腎機能の値が低くても、可能なかぎり透析を避けます！

！ 私のクリニックで開発した「保存療法」はかなりの可能性を秘めています。あなたは五二歳の男性ですから、血清

血清クレアチニン値（Cr）からeGFRを求める

推算糸球体濾過量（eGFR）は以下の血清クレアチニン（Cr）値の推算式で算出する

〈男性〉

eGFR（㎖/分/1.73㎡）$=194 \times Cr^{-1.094} \times$ 年齢$^{-0.287}$

〈女性〉

eGFR（㎖/分/1.73㎡）$=194 \times Cr^{-1.094} \times$ 年齢$^{-0.287} \times 0.739$

（日本腎臓学会『CKD診療ガイド2012』より）

● 式は難しく、簡単には計算できません。「推算」とは「計算で求めた」との意味です。㎖/分/1.73㎡とは「標準の体表面積1.73㎡で補正した値」の意味です。eGFRは特定健康診断の結果にも書かれています。

※保存療法：現在の腎機能を下げないで保存する治療法で、透析に入らないことを究極の目標としている。

クレアチニン3・5から計算すると、eGFRは15・9㎖/分/1・73㎡です。

クレアチニンだけでは正確な腎機能の判定はできません。eGFR(推算糸球体濾過量)という指標に直して判断します。「血清クレアチニン値」「性別」「年齢」から計算式でeGFRを求めます(14ページの脚注、81ページの図を参照)。eGFRとは「計算式で求めた腎機能」の意味です。透析に入ることを考えねばならないeGFRは6㎖/分/1・73㎡台に達したときです。eGFRが6未満で来られた人には、「残念ですが、お役に立てません」と言って透析の準備に入ることをお勧めします。

以前は6台で見えた人にも同様に治療をお断りして透析をお勧めしていました。その後、6台から7台でも診療できる状況へと改善され、7台で見ると少なくとも六カ月間、7以上を保っている人も出てきました。したがって、いまの段階では、計算で求めたeGFRが6以上なら「私たちの保存療法で治療していきましょう」とお伝えすることができます。

ですから、いまのあなたのeGFRなら十分に保存療法で治療できます。

16 腎機能が少しずつ低下しているが、医師から今後についての説明がありません

Q 長いこと専門医にかかり、受診するたびに腎機能の現状について説明を受けています。しかし今後どうしたら良いのか、医師から説明がありません。腎機能が少しずつ低下しているのはデータからわかるのですが、とても不安です。

丁寧に時間をかけて患者に相対する医師の育成が求められる

! これはたいへん多く寄せられる、患者からの訴えです。医学部における腎臓病の教育、つまり腎専門医になるための大学教育のなかで、早期の蛋白尿に対する検査法や鑑別法などはとても重視されています。しかし大部分の患者が直面し、そして不安に思っている「病気が少しずつ進行している」という状態をどうするのか、今後どうなるのかについてどう説明するかについての教育が、ほとんどなされていないのが問題なのです。

しかし医学教育の課題をここで言っていても、あなたには何の役にも立ちません。とにかく二、三分で済ませる外来診療が多く、この診療のあり方を何とかしなくては

なりません。腎臓病はとても複雑な病気です。将来「身体障害者一級」という重度の身体障害になりかねない病気を扱っている診療科なのですから、医師はもっと丁寧に、時間をかけて患者に説明をすべきだと思っています。ちなみに私のクリニックでは、二回目、三回目の来院患者でも、少なくとも一回あたり約一〇分の診療時間は設けるようにしています。

「今後どうしたら……」という患者の切実な疑問に医師が答えていない

さて、ご質問にある問題、つまり「少しずつ腎機能が低下しているように見える」という点です。これは患者にとってとても気になることですから、私のクリニックでは、ある程度経過した時点で、かならずｅＧＦＲの折れ線グラフを作り、「現時点の腎機能をどう考えるか」という説明をします。数字だけを追っていては「低下が進行しているのか」「進行していないのか」の判定がなかなか難しいことがあるからです。

患者は医師以上にわからないわけですから、グラフを作成することによって、「いま、どう考えたらいいか」を明らかにして、先に進みます。それが本来の診療のあり方だと思います。

それから「今後どうしたら良いのか」という、患者が切実に思う問題に関して「説明がない」とのことですが、説明がないということは、「その医師に知識がない」のかもしれません。少し意地悪な見方ですが、そう考えてもよいのではないかと思います。「悪くなっても透析という優れた医療があるから」と考え、患者の切実な気持ちを汲もうとしていないのかもしれません。

当クリニックでは、医師と患者の共有ツール「腎臓病手帳」をお渡しします

私のクリニックでは、はじめに「腎臓病手帳」を作ってお渡しし、そこにすべての大切なデータを記入していきます。スタッフが手書きで記入するのでかなり大変ですが、患者に理解してもらうのに役立ちます。「この手帳を中心に診療をしていきましょう」というお話をして、安心してもらいます。（69ページに掲載の手帳）

重大な結果につながるかもしれない腎臓病の診療であるにもかかわらず、日本の専門医の診療は「きわめて質が低すぎる」という印象を私は持っています。ですから患者が不安を覚えるというのも当然なことだと思います。

17 いつも短時間の診療で医師に質問もできません

Q 腎臓病がゆっくり進行しています。いま通院している医院の主治医はいつも2、3分程度の診療で終わってしまうので、いろいろ知りたいことがあっても質問もできません。しだいに焦りを感じています。どうしたら良いのでしょうか。

当クリニックは、きめ細かな「遠隔診療《えんかくしんりょう》(テレメディシン)」にも対応しています

！多くの患者に共通する悩みと言っていいですね。たとえ立派な病院の腎専門医に受診しても、同じ不安を感じることでしょう。くり返しますが、これは医学教育が間違っているのです。さらに言えば、医師に腎臓病の進行を抑えようという気概がありません。あなたの焦りは当然のことです。しかし残念ながら、私が推奨し成果を上げている「保存療法」に熱心に取り組んでいる医師は、私の知るかぎりでは全国にほんの数人しかいません。あなたが住んでいるのが、その医師に近い所なら、ご紹介できると思います。また、私は遠隔診療(テレメディシン、104ページ参照)にも取り組んでいますので、これによっても対応できます。当院を直接、受診されるのに次ぐ良い方法です。

実例グラフ 01 慢性糸球体腎炎 81歳 男性

大病院にかかっていましたが、２年間でeGFRが67.6から27.1と急激に低下し、来院されました。

CKDによる貧血、高血圧、高尿酸血症があり、これらを薬剤で治療しました。

来院されて５年になりますが、来院時eGFR 27.1が22.0と、わずかしか下がっていません。「４つの柱」療法がよく効果を上げています。

慢性糸球体腎炎 81歳 男性 来院後５年10カ月

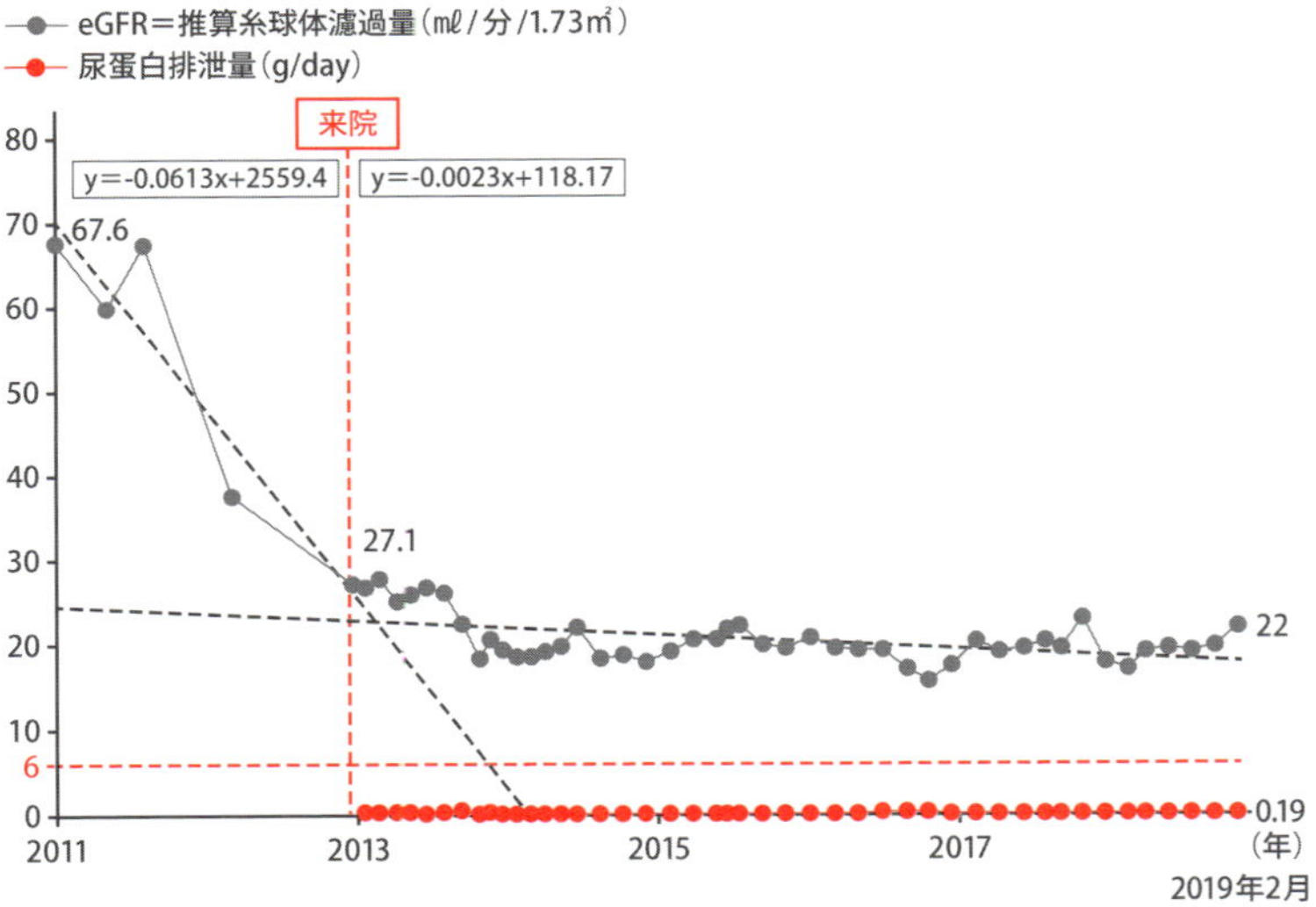

18

貴重な情報源という「24時間蓄尿」について教えてください

❓椎貝クリニックに通院している友人から、「家庭でやる『24時間蓄尿』をするように、と言われた」と聞きました。私もCKD(慢性腎臓病)で大病院に通っていますが、この「蓄尿」については聞いたことがありません。「24時間蓄尿」をしたほうが良いのでしょうか。

「蓄尿」によって、蛋白・食塩摂取量やリン・カリウム排泄量など、多くのことがわかる

❗以前は、日本中の大きな病院で「24時間蓄尿」(94ページのコラム参照)が行われていました。しかし現在では、尿は「蛋白尿がどのくらい出ているか」を知るためだけの、ほとんどそのためだけの情報源と考えられているようです。

しかし私は、別項(56ページ)でも触れましたが、尿はじつにさまざまな情報を伝えてくれる非常に重要な情報源だと思っています。

とくに「24時間蓄尿」というのは、24時間、まる一日の食事内容その他を表すことになるので、たいへん重要です。細かいことは省きますが、この非常に古典的と思われている「24時間蓄尿」は、ＣＫＤの保存療法において欠かすことのできない手段の一つだと私は考えています。

当クリニックでは、この「蓄尿」をとことん利用し、そこから十分な情報を得ようとしています。クレアチニンクリアランス、蛋白摂取量、食塩摂取量、リン排泄量、カリウム排泄量……。このような多数の項目を注意深く観察しているのです。

このような見方をしていくと、「24時間蓄尿」は時代遅れどころか、きわめて大事な情報源であるということをご理解いただけると思います。ぜひ「蓄尿」をなさってくださいい。ただし、当クリニック以外の病院では、いま挙げたような様々な項目のすべてを「蓄尿」から測定してくれるかどうか、保証のかぎりではありません。

24時間蓄尿量（mℓ）の分布（男性・女性）

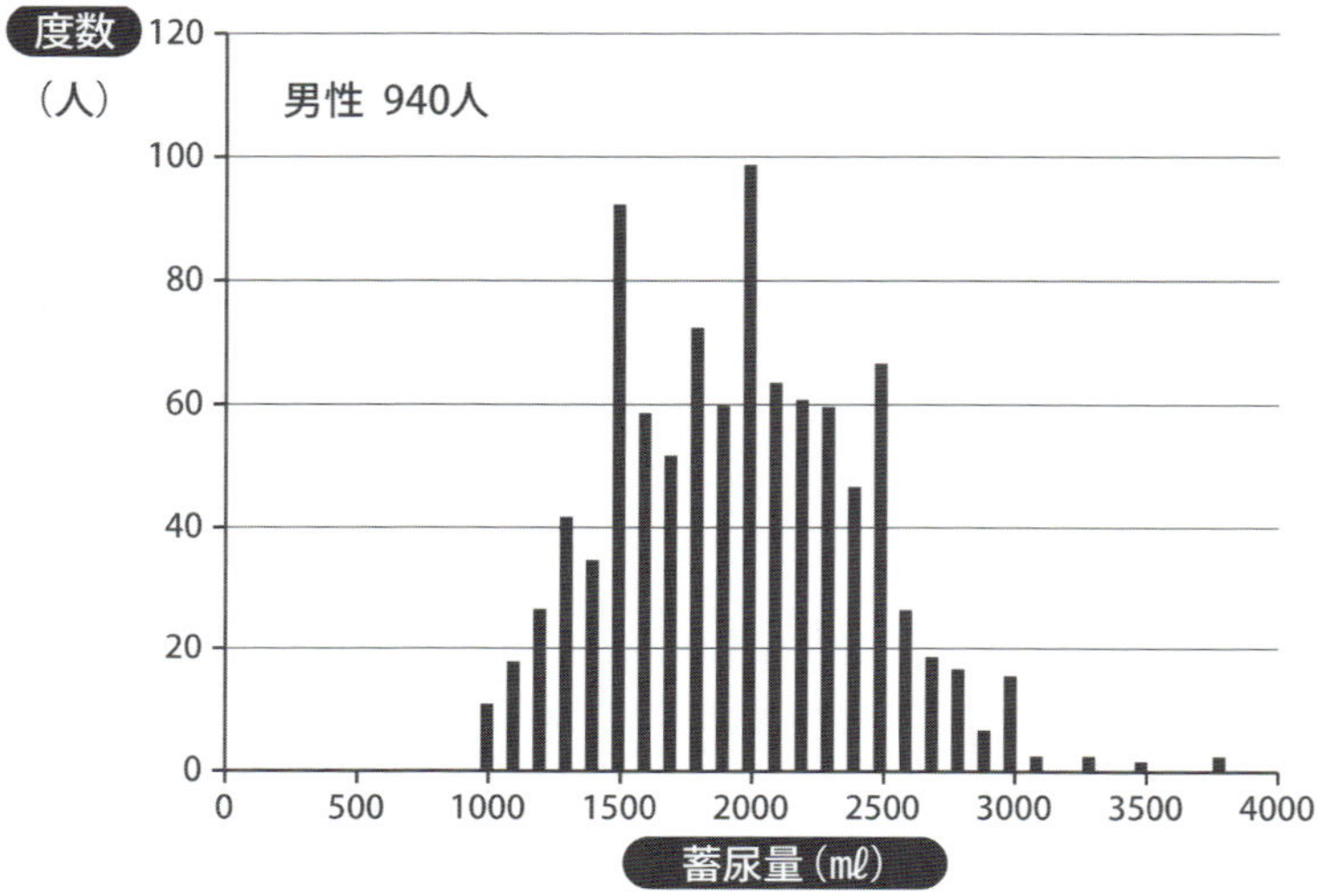

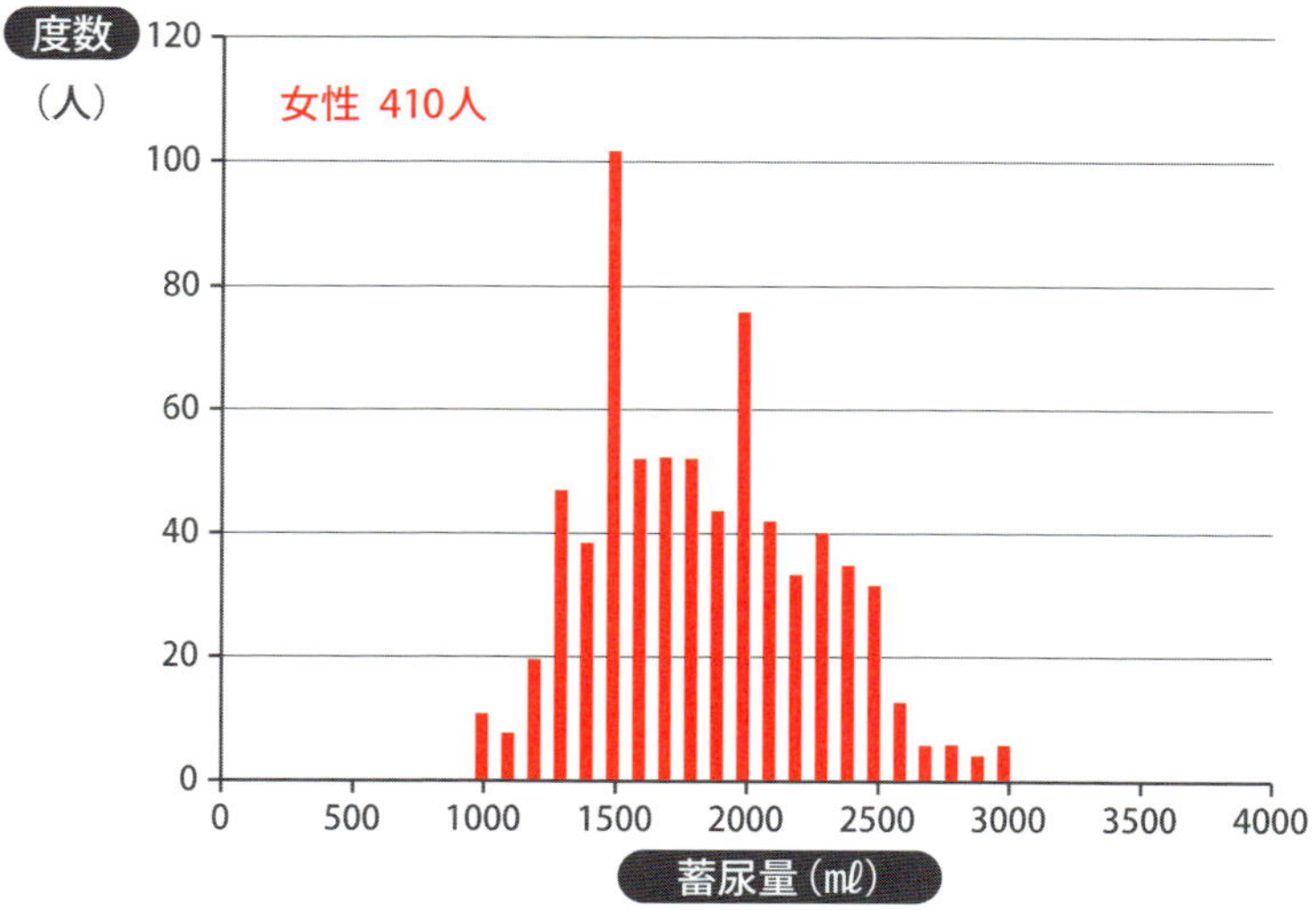

● 男性940人、女性410人の「24時間蓄尿」の尿量の分布です。男性の尿量が多く、1500〜2000mℓが多いことがわかります。尿量だけでも、いろいろなことがわかります。2500mℓ以上となるのは、水を飲む習慣でそうなった場合がほとんどです。「水を飲むと腎臓によい」という指導で尿量が多くなった人もいます。40ページや127ページで述べたように、水を多く飲んでも腎臓を救うことにはなりません。

第3章

間違いだらけの腎臓病の常識

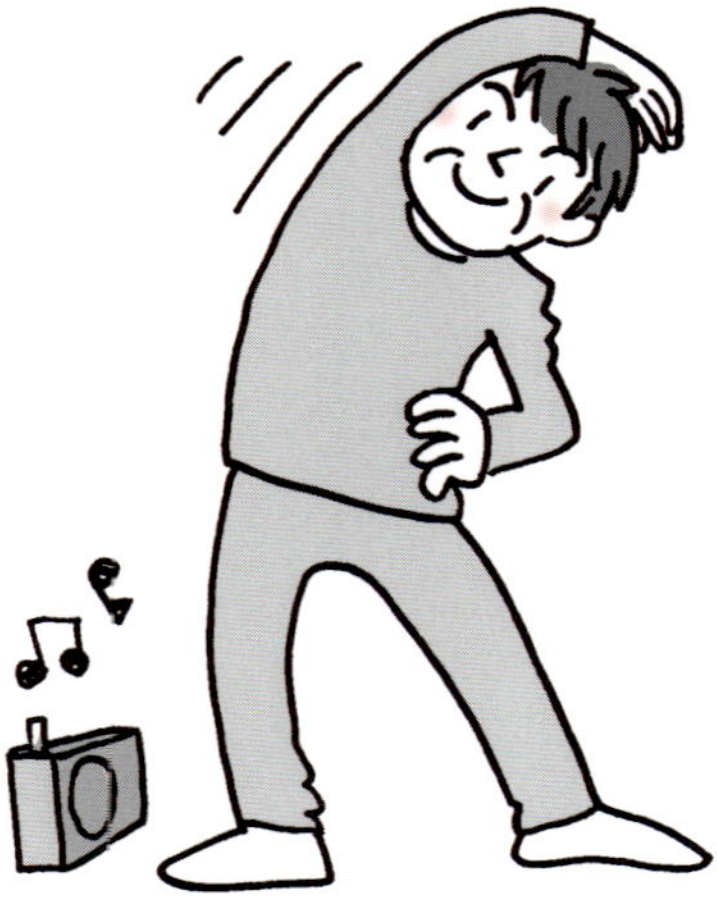

19

「※糖尿病性腎臓病」です。食事はどうしたらいいですか

Q 私は「糖尿病性腎臓病」なのですが、食事はどのようにしたらよいでしょうか。

糖尿病の糖コントロール・運動療法に専念を——厳しい蛋白制限ではなく、ふつうより少し制限する

! 糖尿病性腎臓病については、以前は、腎臓病と糖尿病の両方の食事療法をうまく組み合わせて治療をしていくということで、大変に複雑な治療が行われていました。しかし現在では、蛋白制限を実行しても病気の進行を止める効果はそれほどないことがわかってきました。

糖尿病性腎臓病の食事療法の本やテキストなどというものもありますが、そういったたぐいのものはまったく見る必要はなく、「糖尿病の治療の原則であるカロリー制限、運動療法などに専念すればいい」ということになります。

もし特殊な糖尿病性腎臓病の治療や、低蛋白食を含めた糖尿病性腎臓病の治療などを提案されても、それはかなり時代遅れの方法だと考えていただいて結構です。そん

※糖尿病性腎臓病：これまで「糖尿病性腎症」と言われていたもの。今後は「糖尿病性腎臓病」という表記が一般的になる方向である。

な複雑な蛋白制限は、一人の栄養士が付きっきりで指導しても、実行は不可能です。しかも、それが病気の進行を止めるためにほとんど役に立たないことがわかってきたのですから、その療法を取り入れる必要はまったくありません。

１まず、糖コントロールが必要です。

２そのためには経口薬の服用が必要です。

３インスリン使用はなるべく控えます。

蛋白尿が１ｇ／日まで減らなければ蛋白尿を減らす薬物療法を加えます。蛋白制限には有効な場合と効果のない場合があります。

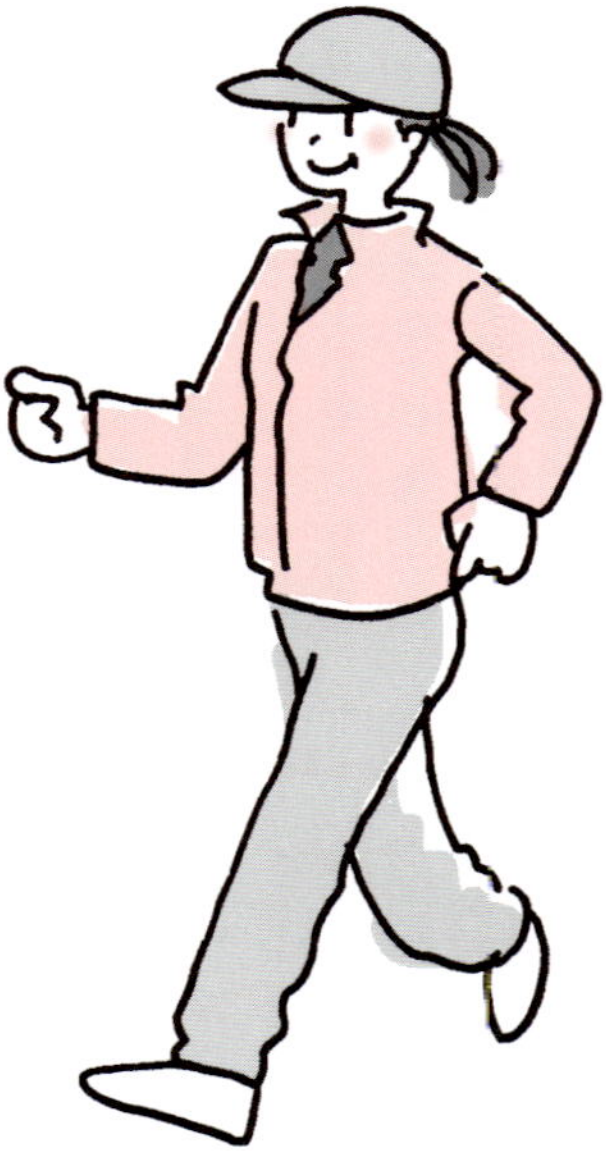

［コラム］24時間蓄尿の方法

●24時間蓄尿の方法

①起床後、最初の排尿時間を記録します。（開始）その時の尿はバッグに採らずに排尿してください。
②その次の尿から翌日の第1回目の尿まで、すべて蓄尿バッグに溜めます。
③前日の蓄尿開始時間より、ちょうど24時間後に最後の尿をバッグに入れて終了です。
④集めた尿の量をバッグの目盛りで測り、シールに採尿日・名前・身長・体重・尿量の5項目を記入してください。
⑤尿量を測る時は尿バッグをなるべく垂直に持ち、尿量を100㎖単位で読み、シールに記入。（1430㎖と読めた場合、1400㎖とします）
⑥尿全体をピペットでよくかき混ぜた後、ピペットで尿を試験管の半分くらいまで入れ、蓋をしてください。
⑦蓄尿を行う日は、外出がない日としてください。外出先で採尿する人もいますが、不正確になるので避けてください。

蓄尿の手順

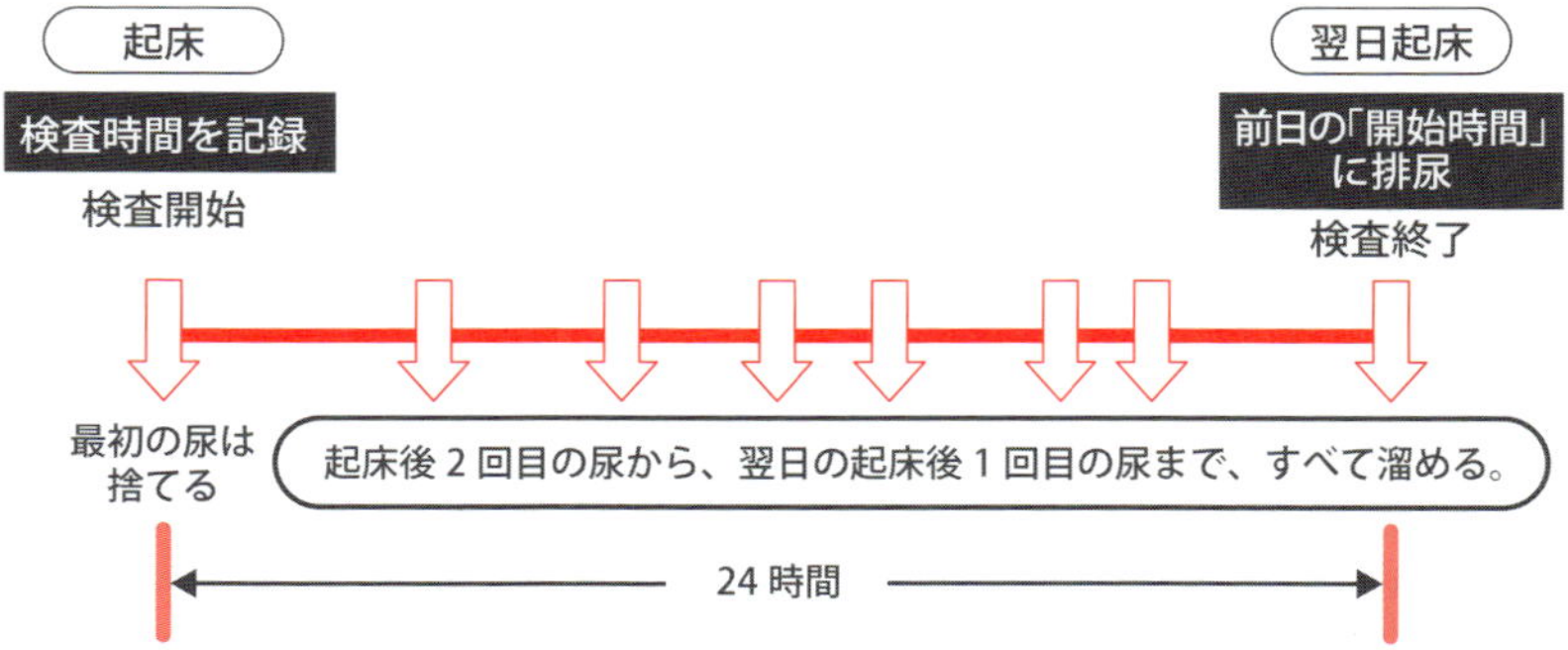

24時間蓄尿でわかること

尿蛋白排泄量　蛋白摂取量　塩分摂取量　カリウム排泄量　リン排泄量
クレアチニン排泄量　クレアチニンクリアランス

テレメディシン（TM）の蓄尿キット

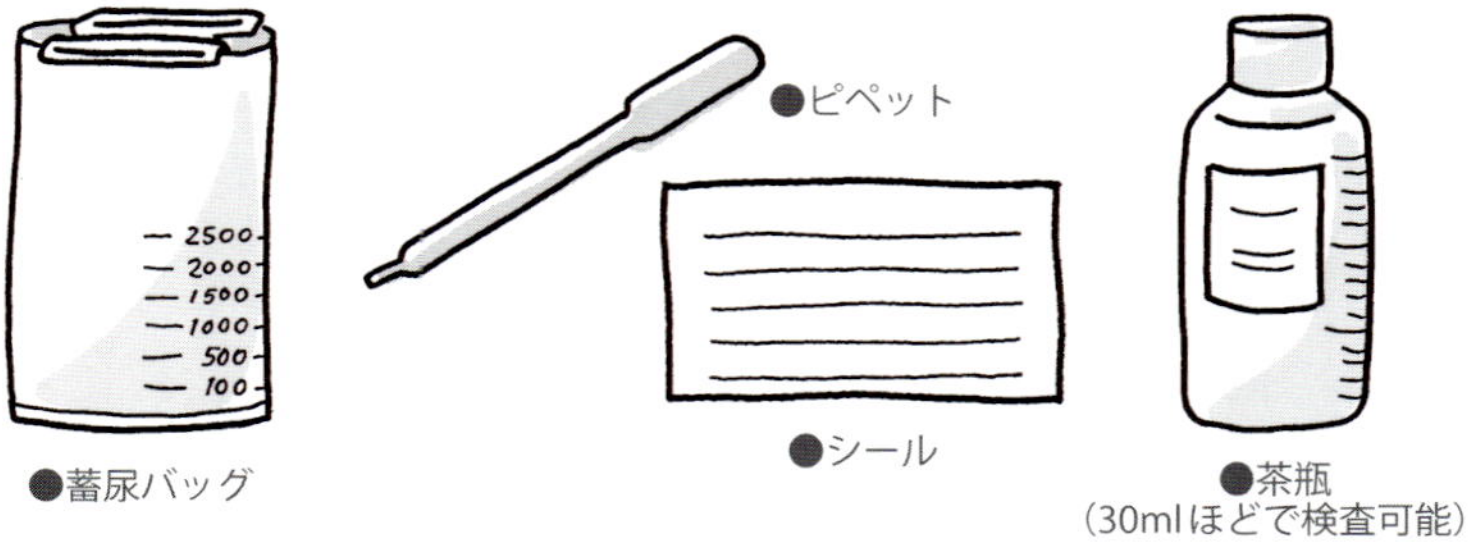

費用

（2019年9月現在）

テレメディシン（TM）料金	2,500円（腹膜透析は3,800円） （蓄尿キット、検査料、指導料、送料含む）
支払い方法	口座振込

患者と医師とで行う、蓄尿診断

腎生会
蓄尿キットを患者に送る

患者
24時間蓄尿し、TM用紙と蓄尿の一部を腎生会へ送る

腎生会
尿の分析
分析結果とTM用紙を医師へ

医師
分析結果から、医師がTM用紙に指導内容を記入

患者
患者会「腎生会」より、指導内容と次回の蓄尿キットが届く

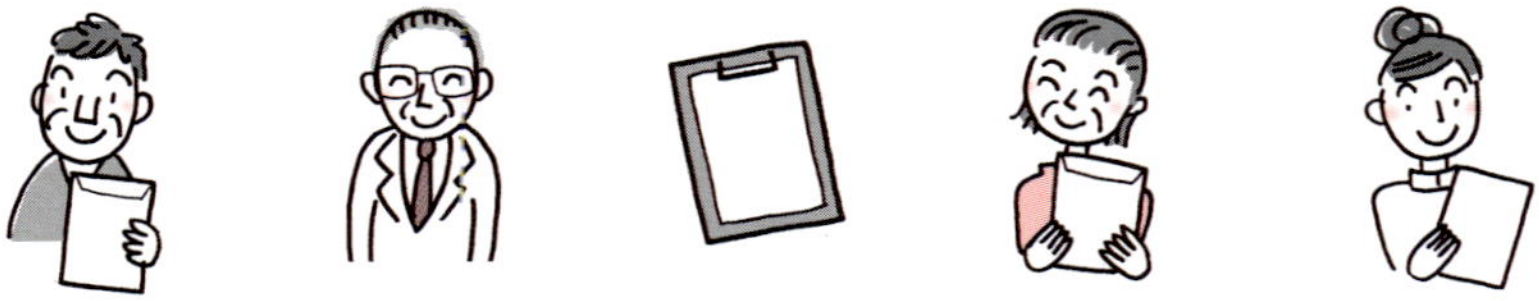

※テレメディシンは104ページを参照してください。

20

「外来血圧」にもとづく今の診療のままでよいのか、何となく不安です

Ⓠ大病院に慢性腎臓病（ＣＫＤ）で通院しています。血圧は外来で看護師が測定し、主治医がその値をもとに血圧の薬を処方してくれます。血圧の薬の種類や量は、ここ二年間、変わっていません。ＣＫＤ診療では血圧コントロールがとても大切だと聞いていますが、はたして今のままの診療でいいのか、何となく不安になります。

慢性腎臓病の進行抑制に重要な血圧コントロール

Ⓐ慢性腎臓病でも、またそうでなくても、「家庭血圧測定法」がもっともよく血圧の状態を伝えてくれるということは、多くの論文で報告されています。したがって、あなたが受けている外来での血圧を根拠に進める治療というのは、それほど正確な診療とは言えません。ＣＫＤの進行抑制には、血圧のコントロールがたいへん重要なので、この外来血圧に頼った診療というのは、とても気がかりです。

それにもかかわらず、全国のあらゆる診療施設で、外来血圧を頼りとした診療が行われています。これだけ家庭血圧計が各家庭に普及している国なのに、なぜ家庭血圧

測定法を行わないのか、とても不思議です。

正確な血圧状態を伝えてくれる家庭血圧測定

私のクリニックでは、慢性腎臓病に限らず、高血圧のすべての患者が家庭血圧法で血圧をコントロールしています。

そうすると、たとえば「真夏は薬がいらない」とか、「八月や九月など暑い時期は薬はゼロになる」とか、「冬になったら血圧が上がっているので薬を増やす」とか、一年を通じて同じではなくて、季節に合わせた血圧の診療が行えるのです。この判断の根拠は、あくまで家庭血圧です。家庭血圧によって診療が行われるわけです。

いっぽう外来血圧による診療というのは、あなたが不安を感じているとおり、かなり不十分なものです。ぜひ主治医に家庭血圧測定法を採用するようお伝えいただきたいと思います。あなたの不安は正しく、とても大事なことです。

21

「家庭血圧測定法」を重視する具体的な理由は何ですか？

Q 椎貝クリニックでは家庭での血圧測定を重視し、外来での測定はあまり参考にしていないと、人づてに聞きました。私のかかりつけの病院では、今まで外来の血圧測定だけでしたし、その測定結果だけで「ちょうど良い血圧値だ」と言われてきました。椎貝クリニックが「家庭血圧測定法」を重視する理由は何ですか。

家庭血圧こそがもっともよく血圧の状態を反映する

! これは前項に関連した質問です。日本の血圧計の大手メーカーとして、オムロンその他があります。そしてこれは推定なのですが、二六〇〇万台以上の血圧計が全国の家庭にあるのです。ただそれが常時使われているかどうかというと、あまり使われないで、しまわれていることが多いと思います。

家庭血圧、つまり家庭で測定する血圧というのは、正しい方法で測れば、もっとも良く血圧の状態を反映することがわかっています。せっかく血圧計が普及しているのに、それが活用されていないのは残念なことです。

不思議なことに、この家庭血圧測定法というのは、ほとんどの医師が患者に指導していません。しかも家庭血圧を記録するノートを各製薬メーカーがサービス品として配布してくれますが、その中に測定方法について厳密に書いてあるかというと、それほどハッキリと書いていません。ですから、人によって測定の条件がまちまちになってしまう可能性があります。

102ページで血圧の測り方を記しますが、その方法で測定していただければ、とても正確に血圧がわかります。朝と晩の二回、家庭で血圧を測っていただきます。どういう点に気をつけるべきか、よく読んでその方法でしっかり測っていただきたいと思います。

下がりすぎもわかる「家庭血圧測定法」

家庭血圧の利点は、高血圧を適正な値に下げるというだけではなくて、血圧の下がりすぎにも、いち早く患者が気づいて主治医に相談できる、という利点です。血圧は「下がりすぎを防ぐ」ことも大変に大事なことなのです。下がりすぎがよくわかることは家庭血圧の優れた点の一つです。

たとえば、季節が七月、八月になってくると、気温の上昇で血圧が下がります。その時に上の血圧(収縮期《しゅうしゅくき》血圧)が100を下回ってしまうと、立ちくらみやめまいが起こる危険が出てきます。100を下回ったら、いち早く主治医に連絡して、薬の減量について相談します。これは患者自身が血圧を測っているからわかることです。

一般の外来血圧ですと、血圧について一定の条件で測定しているとは言えないので、血圧の下がりすぎはわかりません。外来血圧だけに頼っていると、血圧がどういう値にあるのか、本当のところがわからないのです。家庭血圧であれば、下がり過ぎも、そして季節の影響についてもわかります。

患者が行える最高かつ最良の血圧測定法が、家庭血圧測定法です。しかし、日本で血圧計がこれほど行き渡っているのにもかかわらず、家庭で測る習慣がまったく広がっていない。この現状はまことに残念です。

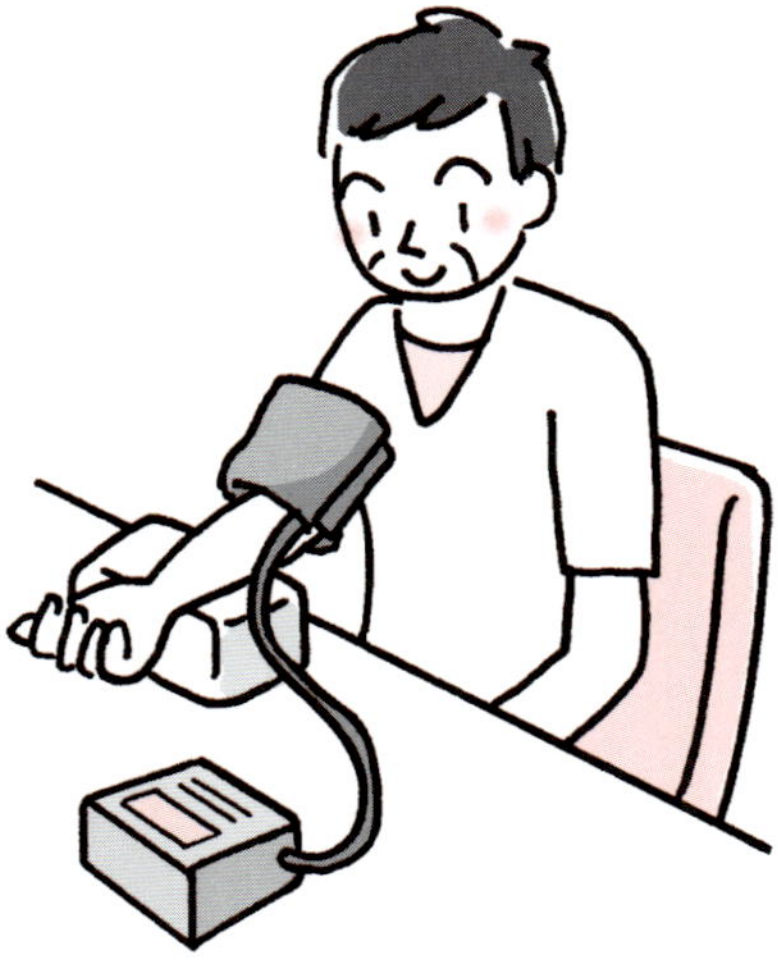

家庭で血圧を測る習慣をつけよう

実例グラフ 02 慢性糸球体腎炎 34歳 男性

大病院に通院していましたが、5年間で腎機能(eGFR)が25.1に低下し2013年に来院されました。

高尿酸血症、高血圧があり、それぞれ薬剤で治療しました。

最近血液が酸性化し、重曹を追加処方しました。

当初のeGFR 25.1は、5年後の現在19.5と低下は抑えられています。

低下傾向がみられたため2017年に瞑想を開始、これもeGFR維持に役立っているようです。

慢性糸球体腎炎 34歳 男性 来院後5年5カ月

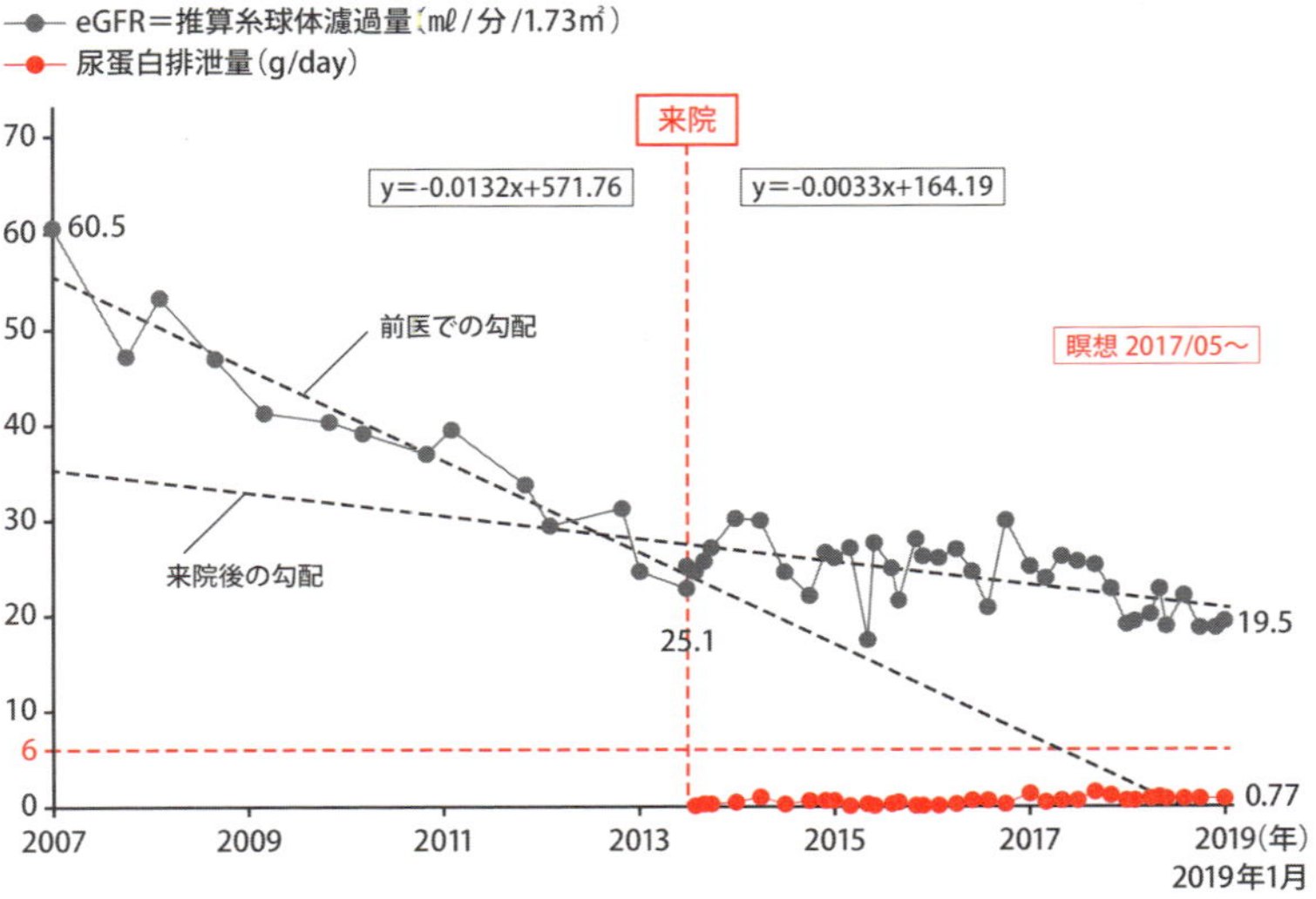

[コラム]「家庭血圧測定法」

●家庭血圧測定のすすめ

①家庭での血圧測定は手軽に、定められた時間に正確に測定できます。

②血圧コントロールの目的は第一に脳卒中(脳出血、脳梗塞)の予防です。

③高血圧を防ぐとともに、血圧の下がりすぎもチェックできます。

④慢性腎臓病の二大進行因子は、高血圧、蛋白尿です。

　高血圧をコントロールできることで、CKDの進行をかなり抑えられます。

●血圧の測り方、記入の仕方

・5分程度の座位(椅子に腰かけるか、畳なら座り姿勢)安静後、一回だけ血圧を測ってください。何回も測って一番低い数値を記録する人がいますが、それは避けて一回限りで測ってください。

　[測定の条件]静かな環境/暑からず寒からずの室温/会話は交わさないでください/喫煙はしないで

「家庭血圧測定法」で用意するもの

[血圧計]

上腕(二の腕)にマンシェットを巻くタイプ。手首や指で測るものはおすすめできません。スタンド型で腕を差し込むものも可です。

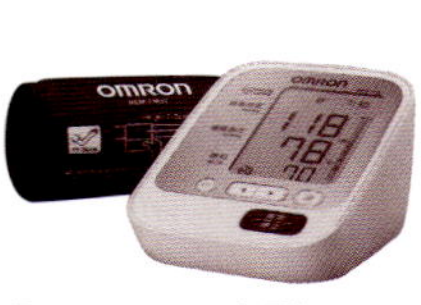

●マンシェット型
(オムロンHEM-7134)

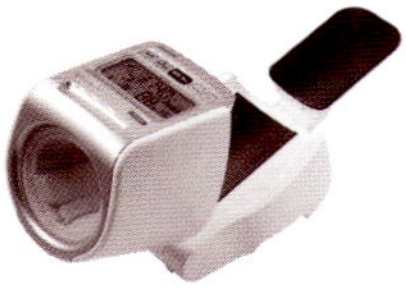

●スタンド型
(オムロンHEM-1021)

[記入用紙]

記入用紙は、クリニックで用意します。一般の高血圧用、腎臓病用の2種類あります。グラフを記入できない人のために数字で記入するタイプもあります。

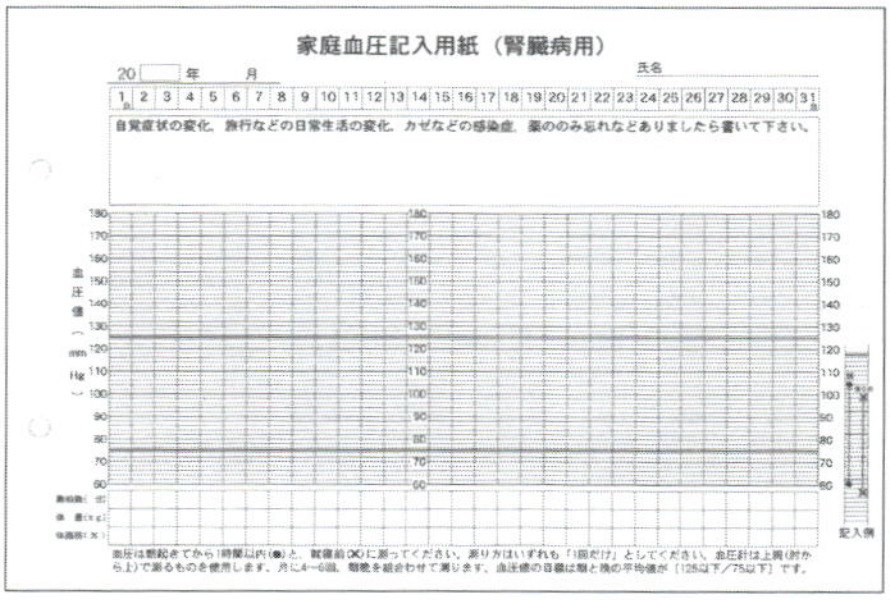

・血圧値は、朝は●、寝る前は×で記入してください。はじめは連日記録し、目立った変化がなければ週一回程度の記録で十分です。

・脈拍数も、毎回はいりませんが、月に四回程度は記入してください。

●血圧値の判定

朝と寝る前の血圧の平均値を判定します。記入用紙に血圧値を、折れ線グラフで記入すると判定は楽です。

血圧値は太線の下（１２０㎜Hg未満／75㎜Hg未満）に収縮期（上の血圧）、拡張期（下の血圧）ともに入っているのがいいのですが、太線の周辺でもよいとします。

●血圧を測る時間

朝：起床後1時間　夕方：就寝の前。入浴は血圧を下げるので入浴後三〇分くらいたってから測定。飲酒したら四〇～六〇分後に測定。忙しくて測れなくても、少なくとも月に四回は測ってください。

●室温

測定する部屋の温度は二〇度以上は必要です。暖房がきいていない状態では、血圧は高くでてしまいます。

血圧値の判定記入例

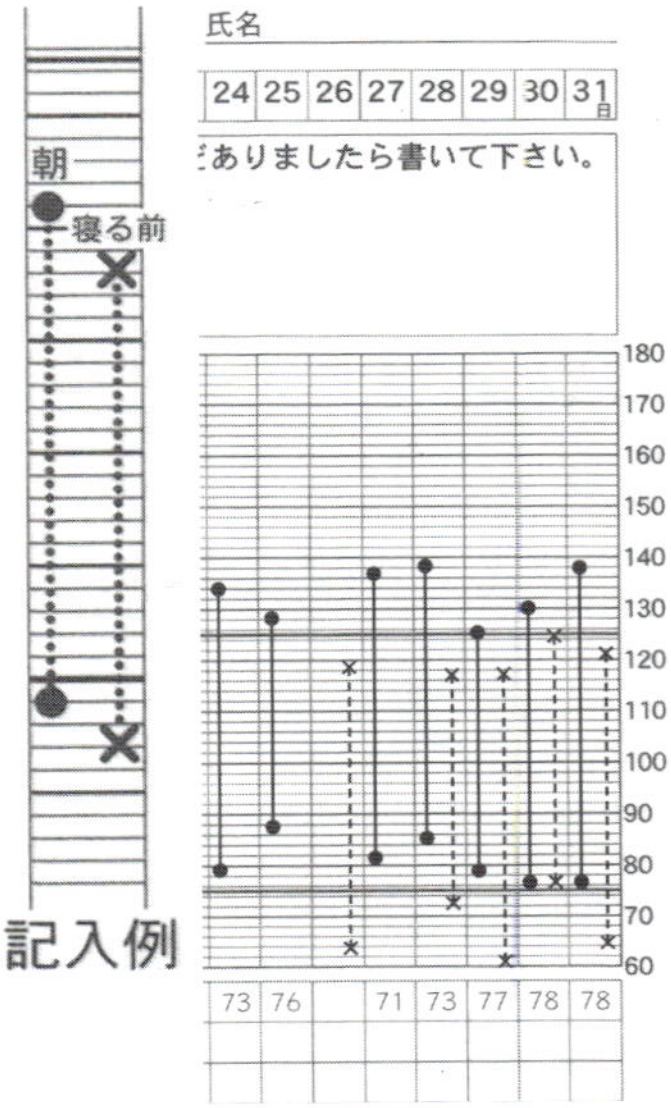

血圧は朝起きてから1時間以内（●）と、就寝前（×）に測ります。測り方はいずれも「1回だけ」とします。血圧計は上腕（肘から上）で測るものを使用します。月に4～6回、朝晩を組み合わせて測ります。血圧値の目標は朝と晩の平均値が〔125以下／75以下〕です。

［血圧値の判定］

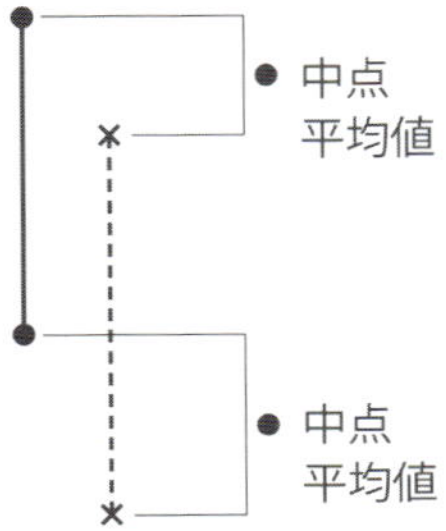

22

遠方に住んでいて椎貝クリニックに通えません

❓椎貝クリニックに通院したいのですが、遠方に住んでいるのでとうてい通えません。なにか良い方法はありませんか。

❗二七年前から独自の「遠隔《えんかく》診療（テレメディシン）」に取り組んでいます

この件については、非常に多くの方からの質問が当クリニックに寄せられています。遠方にお住まいでも、当クリニックに通ってこられる方もかなりおられますが、それは時間や経済状態に余裕のある方です。あるいは余裕があっても、たとえば足が不自由な方は、飛行機や新幹線に乗るのも大変だとか、それぞれにご事情があるのはよくわかっています。

そこで当クリニックでは二七年前から、独自の工夫を凝らした「テレメディシン（遠隔診療）」という手法を実施しております。106ページのような記入用紙を使うのですが、用紙の左側に、現在のデータを患者に記入していただきます。そこには、血液のデータ、現在の処方内容などが入ります。また用紙の右側には、クリニックに送っていただいた「24時間蓄尿」（94ページ参照）の一部から得られたデータが記入されます。尿は宅配便で送っていただきます（尿の量は試験管一本ほどです）。

そして、いよいよ治療アドバイスが始まります。費用は、保険診療ではなく自費診療になるので、一回につき２５００円程度いただいています。この診療方法を「テレメディシン」と呼んでいます。

これまでにもたくさんの方がこの診療方法を利用されました。ある患者は「一、二回の連絡のやり取りで、もうすっかり安心できました」とおっしゃっていますし、また病気が進んでいる患者には一～二カ月に一度ほど、細かく尿を送ってもらい、観察を続けています。いずれにしても、いろいろご不便があり、遠方で通えない患者の役に立っている、とても良い診療方法だと思っています。

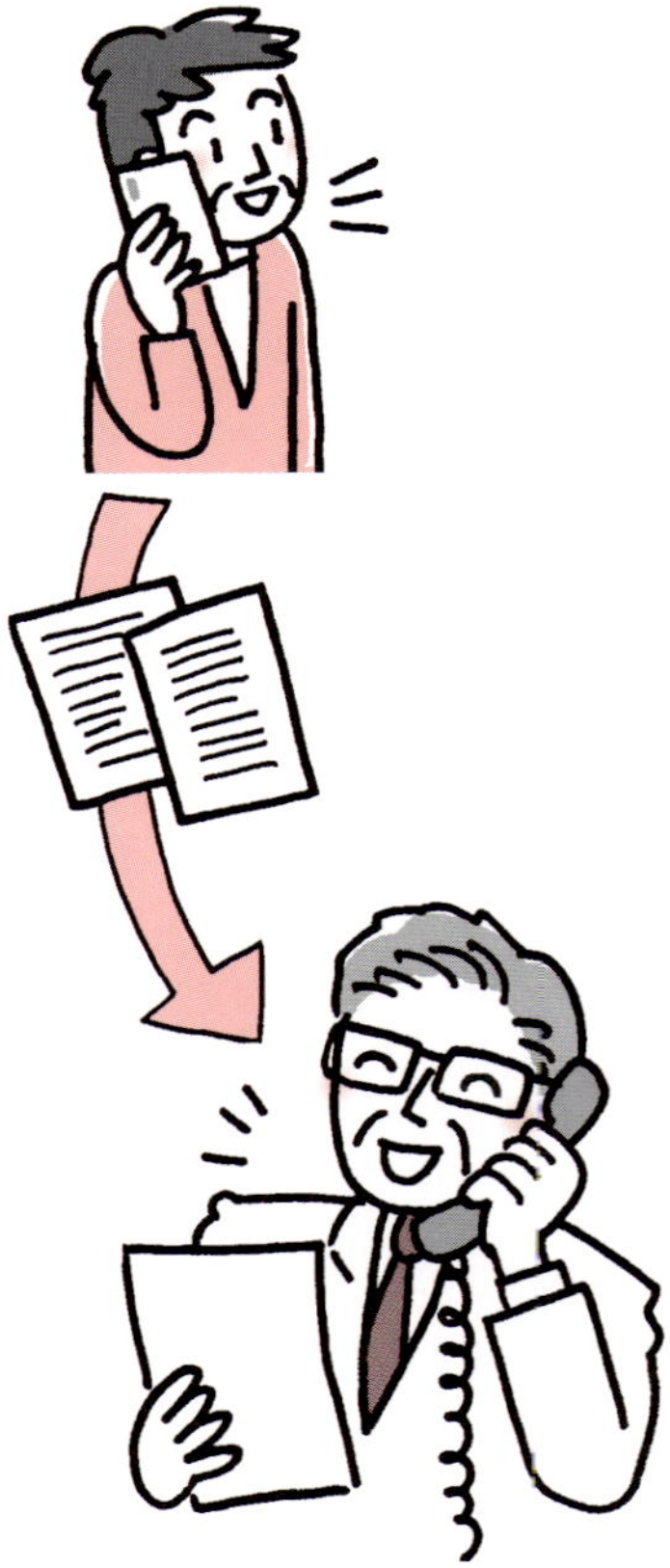
遠方に住んでいても大丈夫

蓄尿一部送付による遠隔診療（テレメディシン）指導記入用紙

24時間蓄尿から得られた食事内容および指導

＊目標とする蛋白摂取量は『標準体重×0.8g』近辺とします。病状によって多く、あるいは少なく指導することもあります。
食塩は『7g以下』を標準としますが、これも病状によりさらに厳しくなることもあります。

標準体重＿＿＿＿kg
（こちらで計算します）

■ 蛋　白 ＿＿＿＿g/日
＿＿＿＿g/標準体重 kg/日 ｝□合格　□目標より多い　□目標より少ない

■ 食　塩 ＿＿＿＿g/日（≦7g）　□合格　□目標より多い　□目標より少ない
■ eGFR＊1 ＿＿＿＿mℓ /min/1.73㎡
■ Ccr ＊2 ＿＿＿＿mℓ /min　正常値 100～130mℓ /min
■ 尿蛋白 ＿＿＿＿g/日

＊1 血清クレアチニン、年齢から計算で求めた腎機能
＊2 蓄尿の尿量、血清クレアチニン、尿クレアチニンから求めた腎機能

指　導：＿＿＿＿＿＿＿＿

年　月　日

椎貝クリニック

蓄尿一部送付による遠隔指導（テレメディシン）　ID＿＿＿＿

フリガナ
氏名＿＿＿＿＿＿＿＿　□男　□女

生年月日　T·S·H＿＿年＿＿月＿＿日（＿＿歳）
住所 〒＿＿＿＿＿＿＿＿　TEL＿＿＿＿
現在かかっている医療機関名＿＿＿＿＿＿＿＿

蓄尿＿＿＿＿ml　（蓄尿日＿＿年＿＿月＿＿日）
身長＿＿＿＿cm　体重＿＿＿＿kg

●腎臓病の名称　：□慢性糸球体腎炎　□糖尿病性腎症　□多発性のう胞腎
□その他＿＿＿＿

●腎臓病の性質　□進行している　□安定している　□その他＿＿＿＿
★ 高血圧 □あり（　/　mmHg）・□なし　★ 浮腫（むくみ）　□あり・□なし

●検査データ　ご自身で記入するようにしてください。
◆ヘマトクリット＿＿＿%（≧32）◆ヘモグロビン＿＿＿g/dℓ（≧11）
◆リン＿＿＿mg/dℓ（≦4.4）◆カリウム＿＿＿mEq/ℓ　◆尿素窒素＿＿＿mg/dℓ
◆クレアチニン＿＿＿mg/dℓ　◆尿酸＿＿＿mg/dℓ（≦7.5）◆中性脂肪（空腹時<140）＿＿＿mg/dℓ
◆総コレステロール＿＿＿mg/dℓ（≦220）◆LDLコレステロール＿＿＿mg/dℓ（≦140）※（　）内は目標値です。
◆HDLコレステロール＿＿＿mg/dℓ（40～60）◆HCO_3＿＿＿mEq/ℓ（≧21）

糖尿病性腎症の方の記入項目
血糖＿＿＿mg/dℓ（空腹時・食後）　HbA1C＿＿＿%

かかりつけ医からデータをもらう

●現在の治療
★ 服用している薬　□降圧薬＿＿＿＿
□利尿薬＿＿＿＿
□ビタミン剤＿＿＿＿
その他＿＿＿＿
★ 食事療法
主治医の指導：
たんぱく制限＿＿＿＿g/日　食塩＿＿＿＿g/日　カロリー＿＿＿＿kCaℓ /日
腎臓病特殊食品使用の有無　□有　□無
□メディカルライス
□でんぷん米
□その他＿＿＿＿

●通信欄（何でもお書き下さい）：

23 「腎臓にのう胞がある」と診断されました

定期健診で、「腎臓にのう胞がある」と言われました。大丈夫なのでしょうか。

老化による「孤立性《こりつせい》のう胞」は心配不要

年齢が五〇歳を超えますと、老化現象の一つとして、腎臓の中に袋状ののう胞が出現してきます。こののう胞は、かなり大きくなっても腎機能を低下させるということはありません。「多発性のう胞腎」という遺伝的にのう胞が多発する病気がありますが、この病気とはまったく違います。腎臓に一つ二つできるのう胞は「孤立性のう胞」と言って、あまり心配ありません。

まれに、のう胞がたくさんできて、しかもそれが大きくなり、「大変心配だ」と感じて医師に訴えることもあります。

心配不要ののう胞は放置するのが一般的

しかし、たとえのう胞が大きくなっても、そこに針を刺してのう胞の中身を吸い出し、のう胞を縮めるという治療は最近は行われません。なぜかというと、穿刺《せんし》することによって、のう胞内に感染を起こしてしまう可能性があり、その危険性のほうがはるかに大きいためです。ですから現在では、のう胞がかなり大きくなっても、そのまま放置するのが普通です。

のう胞がきわめて大きくなった場合どうするかという判断ですが、これは経験の豊富な泌尿器科の先生方に任せます。あえて危険を冒してものう胞に穿刺するか。あるいはそのまま放置して経過を見るか。その判断は経験の深い医師に任せたほうがいいのです。

いずれにせよ、腎臓の孤立性ののう胞は、気にする人もいますが、あまり心配する必要はありません。

24 腎臓病にかかっていますが、むくみが出て体重も2kg増えました

Ｑ 腎臓病にかかっています。最近、急にむくみが出て、二日間で体重が2kg増えました。とても心配です。

慢性腎臓病における体重増加によるむくみなら、すぐ治療します

！慢性腎臓病（ＣＫＤ）で、体重が急に２kgぐらい増えてしまうことは、かなりひんぱんにみられます。とくに腎機能の指標となるｅＧＦＲ（推算《すいさん》糸《し》球体《きゅうたい》濾過《ろか》量《りょう》、14ページの脚注などを参照）の数値が20を切った場合には、そう珍しいことではありません。

このような体重増加があった場合、どうするかです。この状態をこのまま放っておくと、心臓の周りや肺に水が溜まったりして、体に危険が及びます。

体重増加はもちろん体への脂肪蓄積でも生じますが、その場合は、数日間で２kgも増えることはありません。脂肪なら２kg増えるのに最短でも一週間はかかります。水か脂肪かの鑑別は、下肢《かし》のすねの硬い部分を押し、へこみがあれば水貯留です。

ですから２kgあるいは３kgの体重増があれば、すぐに治療を始めなくてはなりません。

まず安静にして尿量を増やす。続いて水制限を

どのような治療をするかですが、私のクリニックでは、まずベッドに横になり安静にしているよう指導します。日中もソファーに横になってゴロゴロしているようにするのです。この「ベッド安静」を行ってもらうと、尿量が増えてきます。

つぎに水の摂取量を制限します。一般に、食事に含まれる水分で８００㎖ぐらいの水分を一日に摂ってしまうのですが、その８００㎖は仕方がないと思います。ただし、それ以外に飲む水やお茶などの摂取を制限します。

具体的に言いますと、一日あたり３００㎖の水分、つまり三回食事をするとして、一回の食事につき１００㎖の水ないしお茶で、薬を服用することも含めて全部をまかなうのです。この一回の食事あたり１００㎖、つまり一日につき３００㎖という制限はかなりきつく、患者にとっては大変です。しかしこれを十分に守れると、つぎに説明する利尿薬の効果が良く現れるのです。どうしても一日３００㎖ではつらくてしょうがないという人には、食事一回あたり１５０㎖、一日で４５０㎖という制限を行ってもらいます。

以上のような安静と水制限という準備のあと、利尿薬《りにょうやく》を処方します。いきなり利

尿薬を服用しても、あまりはっきりした効果はないのですが、安静と水制限の二つを実行すると、利尿薬が非常によく効きます。２kgから３kgの体重増加であれば、まず四日から五日間で元の体重に戻すことができます。

利尿薬はどういうものを用いるかですが、一般的には、安全性の高いアゾセミド（ダイアート）を60mg。それに加えてフロセミド（ラシックス）80mgを用います。

腎機能がかなり低下してしまっている人の場合、利尿薬が腎機能をさらに下げてしまう可能性があります。ですから利尿薬の使用は短期間で止めます。つまり「短期決戦」です。元の体重に戻ったら、すぐに腎機能を下げる危険性のあるフロセミドを先に中止します。体重が元どおりになったら、その後は毎朝体重を測り、この体重が増えてこなければ治療はうまくいったのです。やがて水の摂取量も少しずつ多めにしていきます。

25 腎臓病で、運動は何をどのくらいできますか

Q 腎臓病の患者なのですが、運動はどの程度までできますか。

腎臓の機能を保つ効果のあるウォーキングを

! 運動は、たとえば六〇歳以上の人では、「ウォーキング中心」としてください。ウォーキングは体にたいへんいい運動ですし、膝や足首の関節を痛める可能性も少ない運動です。

それよりも激しいジョギングになりますと、ときに張り切りすぎて、膝や足首の関節を痛めてしまうことがあります。

お勧めできる運動はウォーキングです。自分のペースに合わせて、うんと早く歩いてもいいし、そこまで早く歩けないという場合には、ゆっくりでも結構です。

ウォーキングのコツは、「歩くために歩く」ことです。犬の散歩をしながら、買い物をしながらの「ながらウォーキング」はウォーキングではありません。

歩数計の歩数はあてになりません。歩数計の場合、ちょっとした動きでも歩数としてカウントされてしまうので不正確です。

ウォーキングには腎臓の機能を保つ効果があります。動脈硬化の進行を抑制する効果もあります。いいことずくめのウォーキングは、腎臓病のあらゆるステージで実行した方がよいのです。

たとえばステージ五で、残念ながら透析が近づいている方であっても、三〇分ぐらいのウォーキングをしても一向にさしつかえありません。激しい運動を長時間することは勧められませんが、三〇分程度歩くことは問題ありません。ステージ五であってもそうなのですから、それより軽いステージの人はもっと運動してもさしつかえないのです。

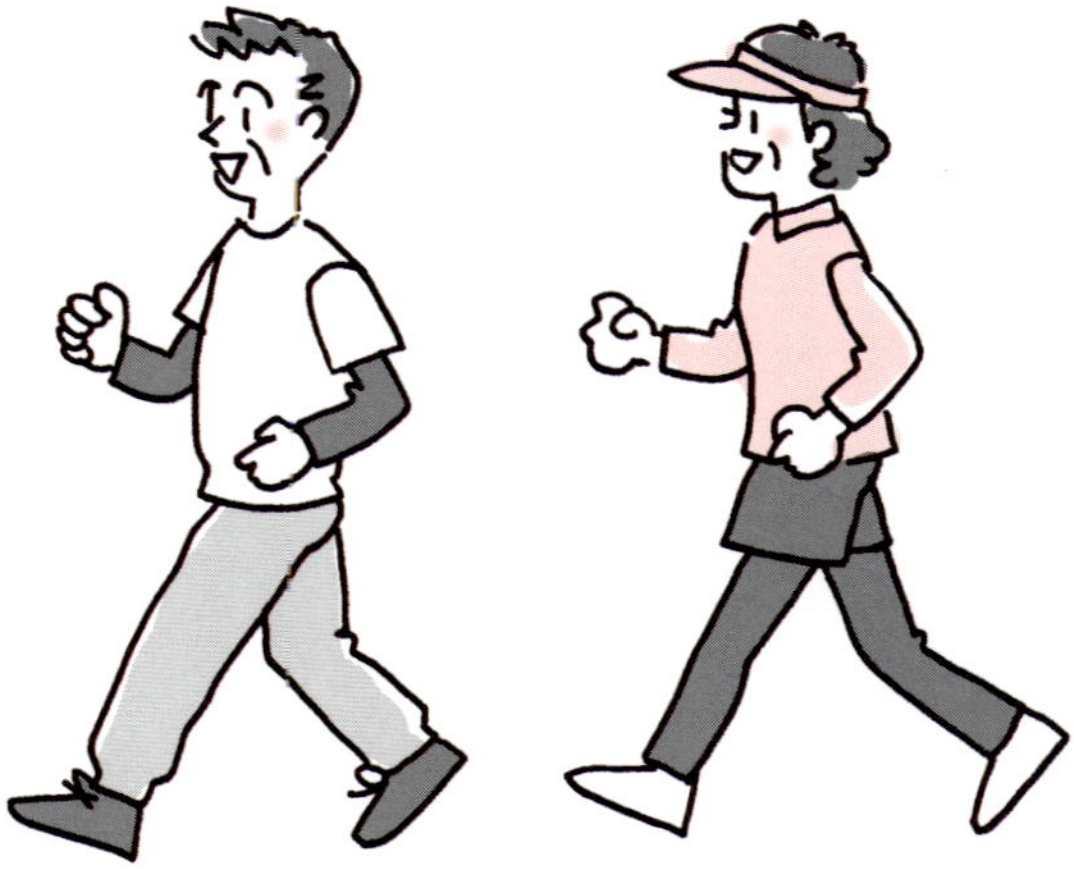

自分のペースに合ったウォーキングを

26

腎機能は正常ですが蛋白尿があります。やせたいが、なかなか難しいです

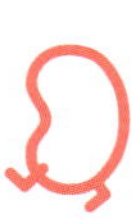

Ⓠ 蛋白尿は2＋（51ページの脚注を参照）で、腎機能は正常だと言われています。身長170㎝、体重98㎏の男性ですが、主治医からは「やせることが大切」と言われました。しかし努力してもなかなかやせられません。

当クリニック考案の「低糖質ダイエット」で無理なくやせる

Ⓐ あなたの体格指数（※BMI）は33・9です。BMIが25以上だと「肥満」ですから、あなたはかなりの肥満です。これまで「肥満は放っておいてもあまり問題はない」とされてきました。しかしBMIが33・9というのは、もう放っておけない値です。蛋白尿が多いのも肥満のせいかもしれません。

今のところ糖尿病はないようですが、たとえ将来にわたって糖尿病にかからなくても、肥満そのものが膝や足首の関節に負担となり、六〇歳を過ぎた頃から歩くのが不自由になるでしょう。悪くすると車椅子が必要になります。

肥満の治療はかなり難しいのですが、私が考案した「低糖質ダイエット」（次ページ

※BMI（体格指数）：BMI＝体重（kg）÷身長（m）÷身長（m）この指数が、18.5～25未満なら普通体重。それ以上だと肥満になる。最も病気になりにくい標準体重は22×身長（m）×身長（m）、つまりBMIが22の体重である。

の【コラム（ダイジェスト）】参照）を実行すれば、やせることができます。これは一般的に行われている低糖質ダイエットとは少し違います。実行すれば、かならずやせます。一カ月に１kg程度ずつ、無理なくやせることができます。やせることにより蛋白尿も出なくなることもあります。

糖尿病患者数

糖尿病患者数329万人
3年前に比べ、約60万人増加

2017年度「患者調査の概況」（厚生労働省）

糖尿病患者およびその予備軍は、
おのおの1000万人と推計

2016年度「国民健康・栄養調査」（厚生労働省）

［コラム］低糖質ダイエット（LCD）ダイジェスト

●低糖質ダイエット（LCD）の理論

肥満の原因には「カロリーの摂りすぎ」説や「糖質の摂りすぎ」説などがあり、LCD理論は未だ確立したものではありません。要は「おなかが空かないで、たしかに減量できる」。これでいいのです。

●私が考案したLCD

①「蛋白は多く摂れるにしても、脂肪も摂っていいのか？」。これの答えにも諸説ありますが、私は「脂肪はやはり控えたほうがいい」と思います。

②効果があるとされる「先に野菜を多く摂る」という野菜ダイエットは取り入れます。

③カロリー量も、脂肪をなるべく摂らないことで抑えます。つまり、いろいろなダイエットの「いいとこどり」です。

●三大栄養素の摂り方？

①「蛋白」＝肉、魚、卵、大豆製品にに多く含まれます。脂肪の多いチーズ、ベーコン、豚バラ肉、まぐろのトロ、さばなどは少な目に摂ります。鶏肉は黄色い部分が脂肪なので簡単に除けます。

②「糖質」＝砂糖、和菓子、コーラ、さつまいも、じゃがいも、里いも、米、パン、うどん、そば、ラーメン、押し麦などにあり、摂りすぎは避けます。いちご、ぶどうなど甘い果物も要注意。低糖質のトマトジュースはいち押しです。

③「脂質」＝サラダ油、ごま油、バター、マーガリン、牛脂、ラードなどに含まれます。「いくらでも摂っていい」とする本もありますが、脂肪エネルギー量は蛋白や糖質の2倍もあるので、私は「なるべく少なく」と指導します。

●LCDの「グレード」（A、B、C）について

「グレードA」＝野菜を多くした、蛋白中心の食事で、糖質はゼロに近いもの。

「グレードB」＝野菜も、蛋白も多くし、糖質は少な目に摂るもの。

「グレードC」＝ほとんど普段の食事と変わらず、パーティーや宴会のときもこれ。

Aでは満腹感を感じても、4~5時間経って「ここちよい空腹感」が来ません。したがってLCDではBを中心とし、ときどきCが入るというパターンを基本にします。

●LCDは「ときどき休む」

一週間で体重が減るはずです。少なくて0・5kg、うまくいくと1kg減ります。しかしさらに続けても、それ以上はなかなか減らないかもしれません。「二週間で1kg減ればOK」と思ってください。

LCDを続けていると、糖質が恋しくなります。そこで、

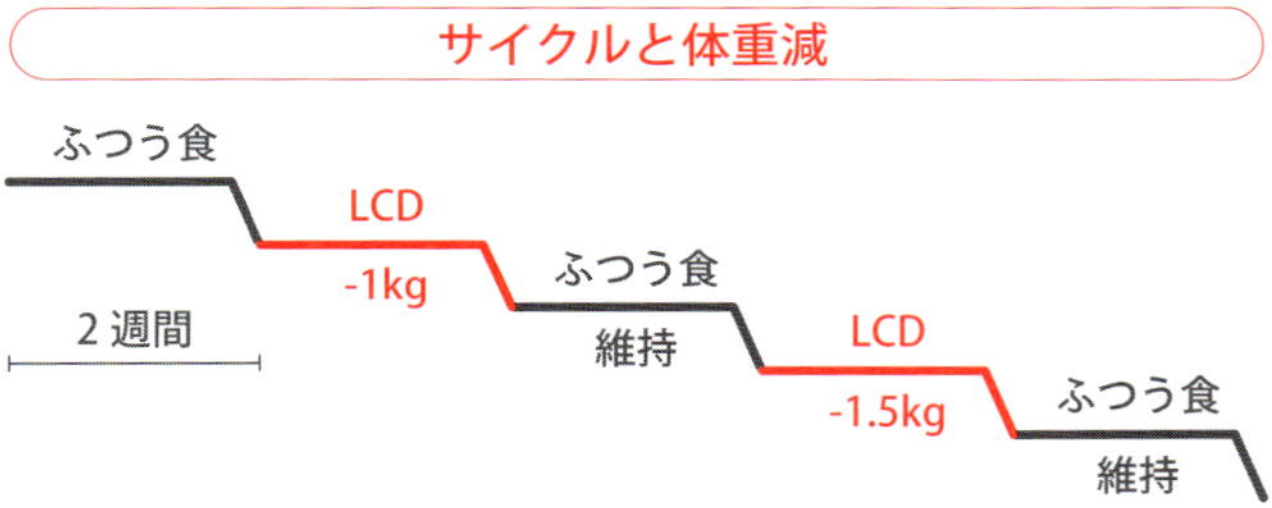

二週間続けたら、その後の二週間は「糖質中心の以前の食事（ふつう食）」にしてください。

ただし毎朝体重を測り、増えていないかをチェックします。0・5kgでも増えれば「要注意」です。リバウンド（体重の再増加）の原因はたいていカロリー量が多いためですから、程度に応じてその量を抑えます。

このように二週間ごとにLCDとふつう食を繰り返していくと、うまくいけば体重が減ってきます。

このサイクルは、「LCD一カ月→ふつう食」でも「LCD三週間→ふつう食二週間」でも、好みで変えてかまいません。

しかしかならず『ふつう食』の期間をもうけるのです。ムリはしないでください。

最低二カ月間、「LCD→ふつう食」をくり返し、体重が減れば、その減った体重を「成果」として、リバウンドが生じないように努めてください。

※当クリニックがまとめた冊子『低糖質ダイエット―おなかが空かないダイエット―』からの抜粋です。

[コラム] 低糖質ダイエット(LCD)(ダイジェスト)

●何を食べるか?

【朝食】

《和食》なら、卵、納豆、具だくさんのみそ汁、漬物、ごはん100g。これは「グレードB」に相当します。「具だくさん」の「具」とは小松菜、人参、さやえんどう、豆腐、わかめ、なめこなど。いも類やカボチャは避けます。

《洋食》なら、ハムエッグ、少量のチーズ、たっぷりの野菜、パン少々です。これも「グレードB」です。
※サラダについて＝レタス、かるくゆでたキャベツ、トマト(あまり甘くないもの)、ベビーリーフなど。レモン少々を用意し、ドレッシングは少量のマヨネーズまたはオリーブオイル＋ワインビネガー(米酢でも)など。できあいのサラダはなるべく避けます。蓮根スライス、ごぼうの細切り、グリーンピース、枝豆、そらまめ、スナップえんどうなどもお勧めです。
※《和食》でも《洋食》でも、たっぷりサラダを食べておくと、おなかが空きません。たくさん用意して【朝食】【昼食】【夕食】のはじめに摂るようにします。
※夏なら自家製のガスパッチョもお勧めです。トマト・ピーマン・玉ねぎ・少量のにんにく・セロリなどの野菜とオリーブオイルをミキサーにかけ、冷やした飲み物です。口当たりがよく、サラダの代わりになります。

【昼食】

《和食》なら、サラダ、ごはん100g、納豆、卵。またはサラダ、肉うどん(うどん量は半分にする)。いずれも「グレードB」です。

《洋食》なら、サラダ、少量のチーズ、赤身の多いハム、スクランブルエッグ、パン少々。これで「グレードB」です。


【夕食】

《和食》をお勧めします。サラダ、ごはん100g、みそ汁(なるべく具だくさん)、おかず一品。これも「グレードB」です。
※「おかず」のヒント＝生鮭、うす塩の鮭、あじの干物、少し味付けしたさばの水煮、だし巻き卵などの卵料理、冷奴……など。
※どうしても麺類が食べたくなった時は、うどん、そばなどをふつうの半分にし、肉を多く入れた肉うどん、卵1〜2個を加えた月見……という具合にします。

●毎日体重を測り、簡単な日誌をつける

朝起きたらすぐに体重を測る。0・1kg単位まで測るため「デジタル体重計」を用いる。かならず「朝の測定」です。

体重を記し、その横に簡単な日誌をつけます。簡単なものでいいですが、その代わり毎日つけてください。

●リバウンドへの対策

1kg以上体重が増えてしまったら、原因を調べます。「『グレードC』の食事が多かったのでは？」「スイーツをたくさん摂ったのでは？」。いつものペースが乱れたとき、リバウンドが起こります。かといって友達とのつきあいをやめる必要はありません。「グレードB」のメニューを選べばよいのです。

「グレードA」の食事ばかりにしてみるのも一つの方法ですが、これはかなりつらいので、「グレードB」を多くして、体重の変化を追ってください。ウォーキングの量を一・五倍にすると、体重が早く戻ります。

ご注意

LCDは腎臓が悪くない人のために考案されたもので、減量を目的としています。

CKDでは蛋白0・6〜0・8g／標準体重kgと、ある程度制限します。CKDが進んでいるステージ4、5ではLCDはかなり難しくなります。しかしまったく実行できないことはなく、蛋白摂取量をノートにつけ、計算しながら上限の蛋白0・8g近辺にします。

またCKDではカリウム制限が必要な人もいます。血清カリウムがいつも5mEq／ℓ以下の人は、果物や野菜の量を少し制限するだけです。しかし血清カリウム値は急に上昇してしまうことがあるので、血清カリウムをいつもより小まめに測ってもらってください。ステージ5では野菜を多く摂るのは危険なので、LCDは実行できません。

27

糖尿病ですが、糖の調節は最近良好です。ところが蛋白尿が出て、腎機能も下がっています

❓糖尿病が以前からあったのですが、最近では糖のコントロールは良好です。しかし蛋白尿が出て、腎機能が下がってきていて、不安と焦りをおぼえます。

「糖尿病性腎臓病」の可能性が……糖尿病だけでなく腎臓病に関する治療も必要

❗あなたの場合、糖尿病がいまは十分にコントロールされている状態ですが、長いこと糖尿病であったために腎臓に障害を起こしてしまい、おそらく「糖尿病性腎臓病」（92ページ参照）となっています。そして病気の進行が始まっていると思います。つまり元の糖尿病をいくら治療しても、今の腎臓病の進行は止められない状態になっているのです。

もちろん糖尿病のコントロールは続けますが、それを一生懸命コントロールしても腎臓病は進行してしまいます。

それでは「なぜ進行するのか」です。まず「蛋白尿が多くないか？」あるいは「高血圧

の放置がないか？」です。その他いろいろな進行原因がありますが、それらを十分に治療してきたでしょうか。

糖尿病専門医から腎臓病専門医にかかり直すことも検討すべき

「糖尿病性腎臓病」の特徴は、蛋白尿が強く出ることが多いことです。蛋白尿の治療はたいへん難しいのですが、かならずしも治療できないわけではありません。半数ぐらいの方では、蛋白尿を減らし、血圧も下げることができ、進行をかなり遅らせることができます。

とりあえず経験の深い腎臓専門医に診てもらう必要があります。糖尿病の専門医にずっとかかっていると、そうとう末期まで血糖のコントロールのほうに集中し、腎臓病の治療が遅れてしまうことがあります。

ですからどのくらい腎臓病が進行しているかを把握し、どうしてもこのままでは透析に近づいてしまうと判断されるなら、今かかっている糖尿病の先生にわけを話して、腎臓病の専門医にかかり直す必要があります。

28 糖尿病で、蛋白尿はありませんが肥満です

Ｑ 五五歳の男性です。糖尿病があり、ＨｂＡ１ｃ（ヘモグロビンＡ１ｃ）の数値が９％から下がりません。蛋白尿は出ていません。営業職でお客さまを接待することも多いという食習慣からでしょうか、肥満もあります。

まずは糖尿病の進行を避け、合併症の発生を回避する

！糖尿病は、放っておくと網膜症、腎臓病、神経の合併症を起こします。また全身の動脈硬化を進行させ、たとえ合併症が出なくても、長く生きることはできません。

あなたは糖尿病があり、肥満もあります。まず「いまの夜の宴会が多い生活をやめて、そして、やせなければ、糖尿病は良くならないんだろう」と思っていませんか？　それよりもいま一番大切なことは、ＨｂＡ１ｃ（36ページの脚注参照）の９・５％という数値を、合併症が現れる心配が少ない「６・５％未満」に下げることです。

まず肥満を治そうとすると、一年も二年も経ってしまい、その間に合併症が出てこないとも限りません。肥満を解消するのは大変難しく、これに初めから取り組む必要はありません。そうしなくても治療はできます。私の経験では、カロリー制限や肥満

解消などのダイエットにすぐに取りかからなくても、糖尿病による合併症を取り去ることができます。

肥満解消にこだわらず、運動とくにウォーキングを

あなたがやらなくてはならないのは運動です。運動といっても、ジムなどに通う必要はありません。ひたすら歩く機会を増やしてください。歩数計の数字は振動でカウントされるので、早く歩かなくても、仕事中でも、またショッピングのブラブラ歩きでも、同じようにカウントされてしまい、あてになりません。

大切なのは「どれだけの距離を何分で歩いたか」です。早足で、少なくとも毎日三〇分は歩いてください。車の排気ガスが多くない、なるべく空気がきれいな所を歩きます。ウォーキングがなぜ体に良いのかは、じつは十分にわかっていません。たくさん汗をかきながら農作業に励んでもほとんど効果はありませんが、その人がウォーキングを三〇分加えることで、糖尿病が改善することがよくあるのです。

もちろんこの程度のウォーキングでは、エネルギー消費を上げてやせることにはつながりません。しかし糖尿病の改善には役立つのです。

もし肥満が以前からあったとすると、膝の関節に負担がかかり、膝が痛むかもしれ

ません。そんな場合にはムリして歩かず、一～二日休み、膝痛《ひざつう》がなくなったらまたウォーキングを始めます。そしてまた痛くなったら、また休む。膝と相談しながら続けます。痛みがすぐ再発するような場合、歩くのはむしろ少なくし、床置き自転車（エルゴメータ）で運動します。あるいは自転車に乗っても良いのですが、平地の走行ではほとんど効果がありませんので、なるべく坂道のあるコースを選びます。

糖尿病を改善させる——薬の服用と運動、そして現体重の維持に注力

最初のほうで、肥満解消に取り組まなくても糖尿の治療はできると述べました。まずウォーキングの話をしたわけですが、現在糖尿病に用いられている薬も大変に優秀で、たくさんあります。少なくとも次の４種類を使うことが、とても役立ちます。

一つは「ＤＰＰ‐４阻害薬」、二つ目は「スルホニルウレア製剤（ＳＵ剤）」、そして三つ目は「ビグアナイド薬」、最後に四つ目は「ＳＧＬＴ２阻害薬」です。まずは「ＤＰＰ‐４阻害薬」を用い、ウォーキング三〇分以上を加えます。すると、ＨｂＡ１ｃが８％までなら、一～二カ月の間に目に見えて改善していくはずです。

どうしても改善しない場合は、運動量が足りないのではないでしょうか。「仕事の関係で、毎日のウォーキングはとてもできない」という人もいると思います。その場

代表的な糖尿病治療薬

中分類		特徴	おもな一般名
ビグアナイド(BG)類		おもに肝臓で新しい糖が生まれるのを抑制する。高齢者では肝機能を確認し、慎重に投与する	メトホルミン塩酸塩
スルホニル尿素(SU)類	第二世代	古くからある薬剤で, インスリンの基礎分泌・追加分泌をともに高める。安価である	グリクラジド
	第三世代	インスリンの基準分泌・追加分泌をともに高める。安価である。低血糖に十分注意する	グリメピリド
SGLT2阻害薬		腎のブドウ糖再吸収を阻害する。血糖改善に加えて体重減少も期待できる。高価。	イプラグリフロジンL-プロリン
インクレチン関連薬	DPP-4阻害薬	血糖依存性にインスリン分泌を増幅。SU類併用時はSU類の減量を検討する	シタグリプチンリン酸塩水和物

●糖尿病の薬　糖尿病には1型と2型があります。

1型糖尿病は血糖をコントロールするインスリンが何らかの原因で分泌できなくなった状態で、インスリン注射が必要です。糖尿病の飲み薬でなおすことができません。

2型糖尿病はインスリン分泌は正常に近いものの、血糖コントロールがうまくできない状態で、肥満や運動不足がその原因の一つと言われています。糖尿病全体の98%は2型です。

2型糖尿病はもっぱら飲み薬で治療します。また、カロリーの摂り方を調整し、ウォーキングなどの運動を多くすることが必要です。

飲み薬には多くの種類がありますが、用いられるおもな薬は4種類です。

ビグアナイド類は肝臓での糖生成を抑えるもので、メトグルコ、ジベトスなどがあります。乳酸アシドーシスという副作用があります。

よく使われるのはスルホニル尿素(SU)類で、インスリン分泌を助けます。多くの製剤がありますが、グリミクロン、オイグルコン、アマリールが代表的です。低血糖、食欲が異常に増すなどの副作用があります。

つぎに使われるのが、インクレチン関連薬でDPP-4阻害薬とも呼ばれ、インスリン分泌を増やします。ジャヌビア、エクア、トラゼンタなどがあります。

SGLT2阻害薬は腎臓の糖の再吸収を抑えるもので、フォシーガ、デベルザ、ルセフィなどがあります。脱水症のほか、尿中の糖が増えることによる膀胱炎という副作用があります。

以上の4種類の組み合わせで、2型糖尿病の80%は治療できます。

これ以外にGLP-1受容体作動薬が有力な薬です。

合は土・日曜などの休日に、六〇～一二〇分を歩く「固め歩き」を行ないます。それでも効果があります。

食事療法はまったく不要なのではなく、摂取カロリーをまず「標準体重」あたり、30～35キロカロリーとしてください。標準体重とは、114ページの「体格指数」（BMI）〈体重kg〉÷〈身長mの二乗〉で、これが22～24kg／㎡になる体重です。

肥っている人は、先に述べたように体重を減らそうとはせず、現在の体重を増やさず維持することに専念してください。正確なデジタル体重計を用意し、朝起きてすぐの体重をこまめに測り、現体重を維持します。甘いものがどうしても食べたいのなら、今まで1回に食べていた量を半分にしてください。

こうして、体重が増えていかなければ、薬と運動で糖尿病は改善していきます。（116ページのコラム「低糖質ダイエット」参照）

29 水を飲むと腎臓に良いと言われました

「腎臓に良いから、水をたくさん飲め」と、主治医に言われました。

水を飲んで腎機能が良くなることはない

ご質問にあるような指導が腎臓専門医からもよくあります。しかし、水を飲んで腎機能が良くなることはありません。ＣＫＤ（慢性腎臓病）が進み、ｅＧＦＲ（推算糸球体濾過量）が20以下になると、急に体重が１〜２kg増え、足にむくみが出て、びっくりすることがあります。これは腎機能が低下してくると水の排泄能力も低下するためです。

水を飲む量が多いと、このような急な体重増加、体への水貯留《ちょりゅう》が簡単に起こります。一般にはｅＧＦＲが20以下なら透析に入ってもおかしくないとされているので、水貯留をきっかけに、ときには透析開始になります（当クリニックでは、透析を必要とするｅＧＦＲは151ページや158ページなどに述べるように、その数値が６台に下がったときに準備に入ります。そこまで低下していなければ、透析は必要ありません）。

尿量の「多い」、あるいは「少ない」は、おもに「水を飲む習慣」で決まります。蓄尿で一日の尿量を測ると、３０００㎖を超えている人がいます。これはとても多すぎるので、水を飲む習慣を変え、徐々に飲む水の量を減らします。暑い季節は水の摂取量を減らすことがなかなか難しいので、秋から冬、早春にかけての季節に、水をあまり飲まない習慣へと変えてください。

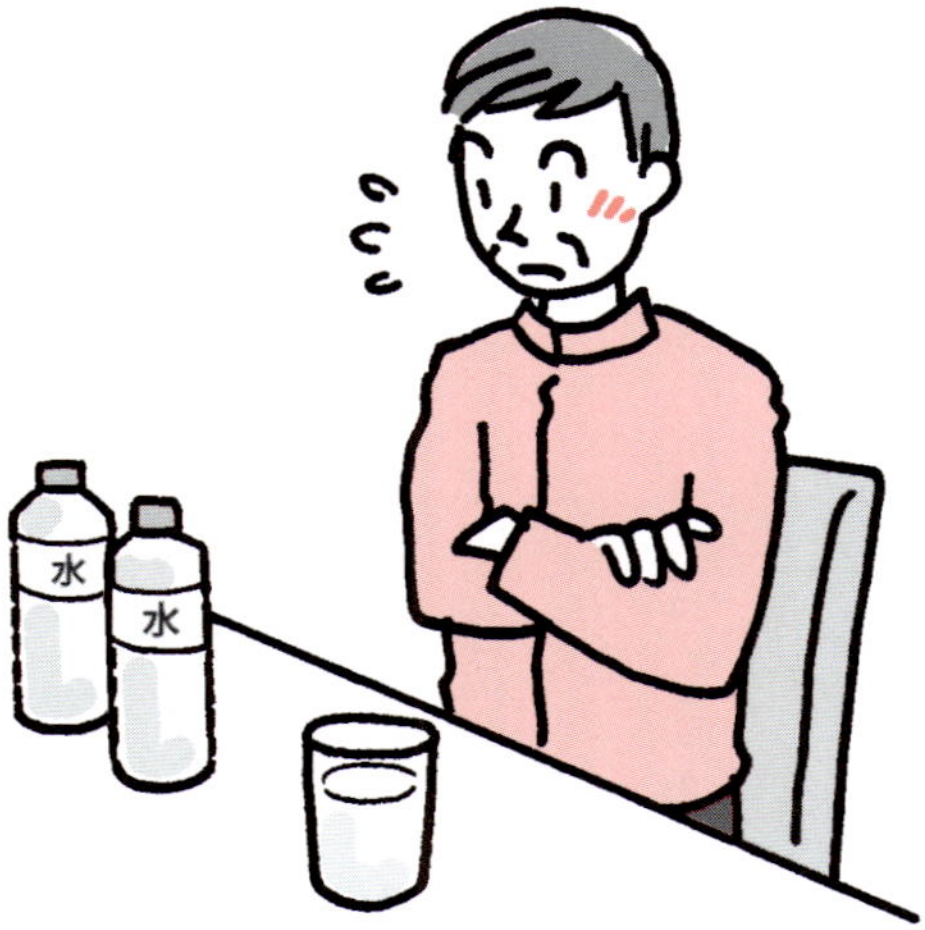

水を飲みすぎないように

30 サプリメントは飲んでよいのでしょうか？

サプリメント（サプリ）がテレビ、新聞、ダイレクトメールなどでさかんに、はなばなしく宣伝されています。友人は一種類か二種類のサプリを飲んでおり、「あなた、腎臓が悪いんだったら、いいのがあるわよ」と誘われます。サプリは飲んでよいものがあるのでしょうか。七二歳の女性です。

明確な理由がないならサプリを飲む必要はない

サプリは自分で買わなくてはなりませんから、一年、二年……と飲み続けると、かなりの金額になります。しかし「本当に効くものがあるのなら、飲んでみたい」とお考えになるでしょう。

まず、サプリを飲む必要は本当にありますか？　あなたは、いま受けている治療で心配な点がありますか？　主治医は「ここを治さなくてはいけないが、うまくいかない」と言っていますか？

もし、はっきりした問題がなくて、「漠然《ばくぜん》とした不安」があって何か飲んでみようと思うだけなら、飲まないでください。私のＣＫＤ診療では、ｅＧＦＲが15以上ある場合、サプリを飲んでもらうことは、まずありません。

15未満にｅＧＦＲが低下し、かつじりじりと病気が進行している場合、サプリを飲んでもらうことがあります。例えば「美ちょう寿」（シャンピニオンエキス製剤の一つ）は「進行を抑える」というデータが出ており、これを飲んでもらうことがあります。また「レスキューカーボン」は尿毒素を減らす作用があり、飲むことを勧めることがあります。どちらも私が診たＣＫＤ患者で確かめた結果、勧めることがあるのです。

試験を経て「有効」とされるサプリもある

ＣＫＤから話が離れますが、ひざの痛みにヒアルロン酸のサプリを飲んでいる人がよくいます。大変な量のヒアルロン酸が売られているようです。このヒアルロン酸はひざ関節の中にあり、ひざの動きを滑らかにしている大切な成分です。

しかし、口から入ったヒアルロン酸が、都合よくひざ関節に届くでしょうか？　消化管の中でヒアルロン酸は、あっという間に分解されます。分解された成分がひざ関節に集まり、ヒアルロン酸を増やすなどとは、とうてい考えられません。

それでも「飲んでひざの痛みが減ったのだから、良いのではないか？」との意見もあるかと思います。しかしそれは、お金を払ってひざに効く薬を飲んだのだから……という期待感による「偽薬《ぎやく》効果」だと思います。

サプリメントの有効性を証明したいときには、一般の薬で行われているように、本当のサプリを飲むグループと、偽薬を飲むグループを作り、偽薬群に比べてサプリ群が有効であったかどうかを確認します。このような試験には、当然お金がかかりますが、すでに莫大な利益を得ているサプリ業者には、大した出費ではないはずです。

いま受けている診療では十分に効果がなく、はっきりとした不安があるとき、もしかしたらサプリを飲んでみる意味があるかもしれません。しかし、飲む前に私に相談していただくことを勧めます。「本当に効くのか」ということが気になるでしょうが、サプリの中にも医薬並みのテストをしっかり行い、その結果「有効」としているものがあります。少なくとも二〇人以上の患者に飲んでもらい、その結果を公表し、そして「有効」としているサプリは、飲んでも大丈夫かもしれません。

31

「肉体改造教室」の受講は腎臓病に効きますか？

❓「肉体改造教室」というのがあって、親戚から「その教室に入って受講してみては？」と勧められています。受講して腎臓が良くなることはあるのでしょうか。

あえて高額の費用を出して通う必要性はない

❗「肉体改造教室」のような教室は、全国に幾つかあるようです。かなりの費用がかかると聞いています。

日本人はこのような各種の道場的な教室がたいへんに好きで、参加してしまう人がかなりいます。ある道場などは大盛況で、やがて大きなビルを建てたと聞きました。

このようなたぐいのものに、本当にＣＫＤの進行を止める力があるのかどうか、私自身はその教室での成績を見たことがないのでわかりません。

しかし、私が取り組み、推奨している「瞑想」の項目（177ページからの48〜51項）でも述べますが、その「瞑想」というまったくお金のかからない方法でも腎臓病の進行がかなり止まることがわかっているので、肉体改造のような教室に参加してお金をかける必要はないと考えます。

腎臓病に関する分野というのは現在、このようないろいろな健康産業の業者が群がっている分野です。「溺れる者はワラをもつかむ」ということで、高いお金を払って教室に参加する方があとを絶ちません。

そのような教室が行っている手法が有効かどうか、調べる方法がないので一概に非難することもできませんが、少なくとも私が開発した治療法や「瞑想」には病気の進行を止める効果があります。ですから、このような道場的な教室には、あえて高い費用を払って参加する必要はないと思います。

32

血液が酸性化すると良くないのですか？ 酸性化を防ぐ重曹《じゅうそう》についても教えてください

Q 血液が酸性になり、主治医から重曹を処方されました。酸性状態を放置すると、良くないのですか。

慢性腎臓病を進行させる血液の酸性化

! 血液が酸性になるとCKD（慢性腎臓病）が進行してしまいます。このことは四編の非常に信頼のおける論文によって、ほぼ同じ結果が出ています。つまり証拠（エビデンス）のレベルとして非常に高い根拠があります。ですから酸性化は、つねに防いでいかなくてはなりません。八大進行因子（24ページ）の一つです。

ただ血液が酸性の状態になっているかどうかを測定してくれる施設は、かならずしも多くありません。一般の開業医では、まず測っていないと考えてよいと思います。大学病院や大病院ですと、「血清の重炭酸塩濃度」を測ってくれます。これは血液の酸性化の指標になります。私のクリニックでは、毎回の診察、たとえば一カ月、二カ月おきの診察で、「酸性になっていないか」ということをつねにチェックしていきます。

腎臓病を進行させないで、透析に至るのを防ぐためには、この血清重炭酸塩濃度の測定はたいへん重要です。

酸性をアルカリ化する重曹

「重曹を処方された」とご質問にありますが、重曹はアルカリ剤として血液の酸性化を防ぎます。重曹以外のアルカリ剤もありますが、重曹が一番飲みやすいのです。

重曹の欠点としては、塩味がすることからもわかるようにナトリウムを含んでいます。せっかく塩分の制限をしているのに、重曹を飲むことによって、塩分制限の効果が緩んでしまいます。

そこで私のクリニックでは、一錠が0・5gの重曹の錠剤を処方して、その錠剤を素早く飲み込み、塩味を舌があまり感じないようにして治療を進めます。

また重曹は胃の中で炭酸ガスを発生させ、胸やけやゲップという副作用もかなりの頻度《ひんど》で発生します。そのあたりの説明がないと「この変な薬、飲むのをやめとこう」となってしまうので、処方する場合には「このような副作用はあるけれども、飲んでもらいます」と説明するようにしています。重曹は一日5gまで、すなわち重曹の錠剤で一〇錠まで飲むことができます。

（注）重曹一錠（0・5g）につき食塩相当量0・35gになりますから、蓄尿の際その相当分を引きます。

33 なぜアシドーシス（酸性血症）になったのか、主治医から説明がありません

Q 腎機能がｅＧＦＲで19まで下がりました。「血液が酸性で※アシドーシス（酸性血症）だ」と主治医に言われ、血液をアルカリ性にするために重曹を処方されて飲んでいます。しかし、どうしてアシドーシスになったのかの説明はありません。わかりやすい説明がほしいです。

血液の酸性化を放置すると腎臓病が進行してしまう

！前項に引き続き血液の酸性化に関するご質問です。ｅＧＦＲが40を切るようになると、血液の酸性化が起こる可能性が出てきます。ですから血清重炭酸塩の測定、つまり血液の酸性・アルカリ性の程度を調べる測定は、本当なら腎機能がｅＧＦＲ40、あるいは50を下回った段階からスタートさせるべきです。

　しかしこの血清重炭酸塩濃度の測定というのは、前項でも述べたようにあまり普及していません。測定できるのは大病院や大学病院などに限られています。したがって血液の酸性化、つまりアシドーシスを十分にチェックできる体制を整えることが先決

※アシドーシス：酸性血症ともいい、血液中の酸とアルカリのバランスが崩れ、酸性化した状態。腎機能が下がるとおきやすい。

です。しかし腎臓病を診る全国の施設すべてに重炭酸塩濃度を測定する体制を整えるには、相当の年数がかかってしまいます。

血清重炭酸塩が測定されず、アシドーシスの治療が放置されると、それだけ腎臓病を進行させてしまいます。これは医学界の大きな問題です。

アシドーシス――腎機能の低下で酸などが排泄されずに滞留する

さて、なぜアシドーシスに

CKDの進行とともにアシドーシスとなる（n=677）

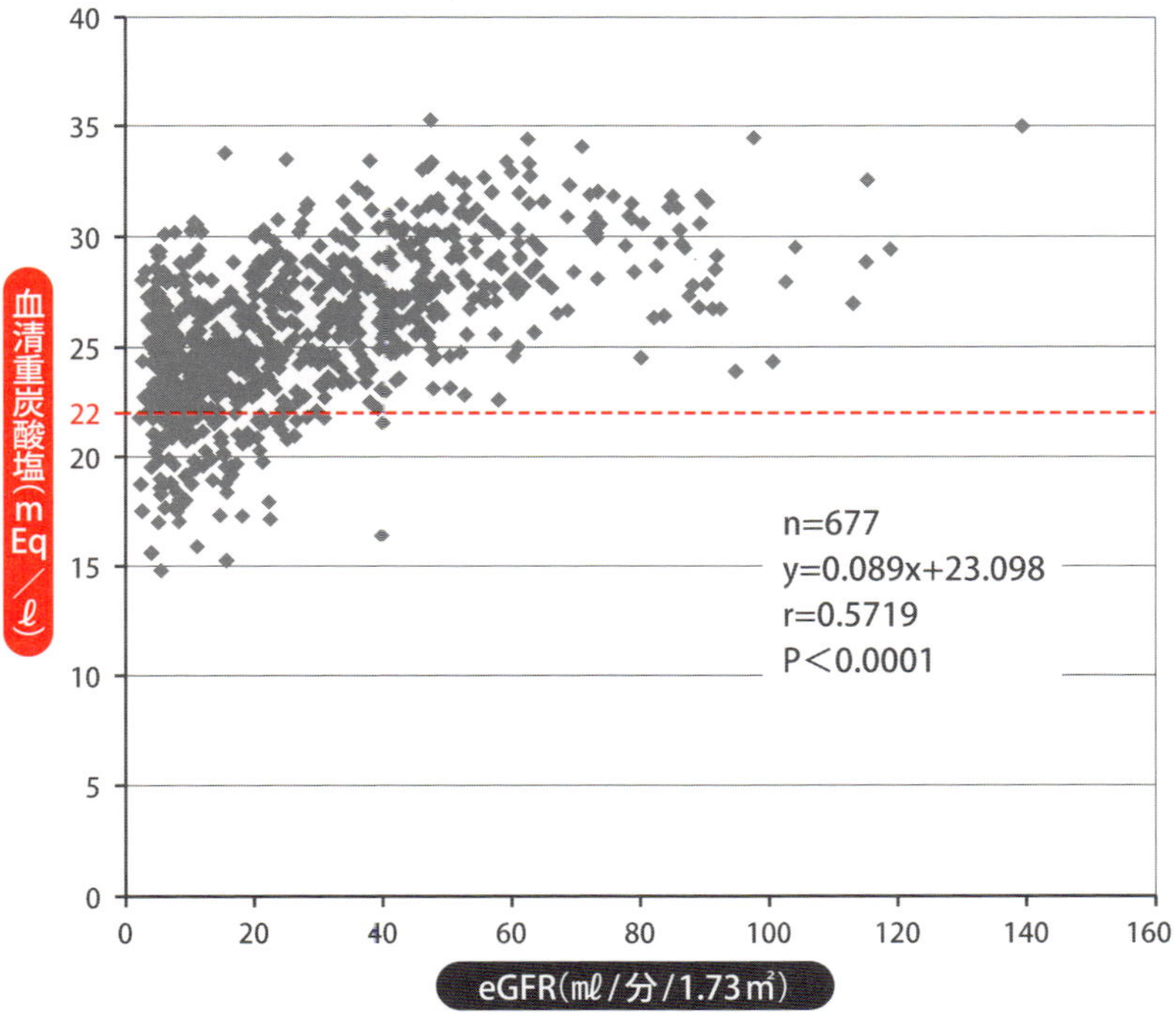

●eGFRが40を下回ると、血清重炭酸塩HCO_3の値は赤い点線で示した22mEq/ℓを下回る「アシドーシス」の状態になることが、多くなります。アシドーシスは、腎機能を下げるので、ただちに重曹で治療します。

なるかですが、単純にいえば「腎臓から酸を排泄する能力が低下して、体に酸が溜まってしまった」ということです。

アシドーシスにならない食事療法はどうあるべきか——などの疑問があるのですが、これについてはまだ医学界で明確な回答を出せる段階になっていません。ただ私のクリニックでは、血液に溜まってくるリンが多い状態——これを「高リン血症」といいますが、このリンが溜まってくる状態もアシドーシスに関係あると推測しています。私は「血清リンの上昇を治療したらアシドーシスのほうも良くなった」という成果を出しています。

腎臓の機能が下がると、いろいろな物質が体に貯留します。そのような物質の貯留——たとえばリンとか、硫酸イオンとか、そういった物質の貯留がアシドーシスに関係していると思われます。その中のリン酸の値は比較的簡単に測れるのですが、硫酸イオンとか、尿中アンモニウムイオンとか、尿中のその他の酸などを測定する方法はあまり普及していません。

アシドーシスの発生のメカニズムは、いまもよくわかっていませんが、「腎機能が下がった」ということと、「アシドーシスになった」ということは、非常に関係が深いのです。

34 主治医が患者の顔を見るよりもパソコンへの入力に意識がいっています

Q 私の主治医は診察のとき、患者の顔を見ないでパソコン画面を見つめ、指はつねにキーボードを叩いています。これで診療と言えるのでしょうか。

診療記録の入力は医療秘書に任せ、医師は患者ともっと話そう

！これは多くの患者から聞く、患者が非常に不満に思っている診療風景です。

日本の医師は器用だからか、「一人二役」で話を聞きながらキーボード操作もできる。そしてそれを自慢しているようにも思えます。しかしこれは、本来の診療のあり方からいって間違いだと思います。

私も初めのうちはキーボードを操作していましたが、最近はキーボードを叩いていません。では何をしているかというと、患者と向き合い、よく病気の説明をしています。患者の顔を見る診療――これが昔からの正しい診療ではないかと私は考えています。

それでは、私のクリニックではキーボード操作のほうはどうしているかというと、私に付いてくれている医療秘書が丁寧に打ってくれます。このように一人二役ではな

くて、おのおの専業にして診療を進めるべきだというのが私の考えです。

患者の顔も見ないというのでは、患者が不満を抱くのは当然のことだと思います。「医師が患者とどう接するか」という教育は、むかしに比べて充実しているはずです。それにもかかわらず、このような診療への疑問が患者から多く聞かれる状況になっています。

「顔も見ず画面見ながら処方する」から、患者に向き合う診療体制へ

日本の医療費は先進国のなかで低い方です。低い理由の一つは人件費が少ないことです。外来診療で日本の医師は、二人ですることを一人でこなしているのです。患者とまっすぐ向き合い、じっくり話を聞く。それは医師の大切な役割のはずなのですが、医師はパソコン画面を見つめ診療記録も作っているのです。

欧米では、外来診療室には医師のほかに記録係の秘書がかならず付きます。しかし日本では医師が一人二役をすんなり受け入れてしまったため、いま述べているような不満の声が患者から聞かれる診療風景になってしまったのです。川柳で「顔も見ず画面見ながら処方する」というのがありましたが、まさにそんな風景です。

「一人二役でよし」としてしまった医師、「これ幸い」とその方式で経費の節減を推し

進める医療法人経営者。しかしそのために患者が、ひどい目にあっているのです。ユーザーである患者と心ある医師がともにいろいろな形で声を上げ、それに沿って診療側や厚生労働省は心を入れ替え、全体的に改善を図っていくしかありません。

ちなみに私のクリニックの外来では、秘書以外に医師の診療を補助する看護師も付いて、三人体制をとっています。

35

主治医はなぜ食事療法について、直接指導してくれないのでしょうか

CKDで通院中の四九歳の男性です。腎機能（eGFR）は30㎖／分／1・73㎡です。食事療法について教えてほしいと主治医に言ったら、「栄養士を紹介するから」と言われました。なぜ医師が直接指導しないのでしょうか。

栄養学の講座がない医科大学・医学部が増加している

私はCKDの診療のなかで、栄養学の知識というのはたいへん大事だと考えているのですが、残念ながら栄養学の講義がまったくないという医科大学が増えています。

　これは、医師になるには膨大な知識を詰め込む必要があるため、「栄養学などはそれほど大事ではない」ということで省かれてしまった。そういう過程があります。私が知っている範囲では、いくつもの医科大学で栄養学の講座がまったくなくなっています。

　しかし慢性腎臓病の診療で、栄養学の知識は欠かすことができないものです。「ではなぜ医師は指導しないのだろうか」と言っても、そもそも栄養学の講義を受けたこ

とがない。その方面の知識がないわけですから、「指導しない」のではなくて、「指導できない」と解釈するしかないと思います。

ＣＫＤ診療において大切な栄養学。蛋白の摂り方に関して医師と栄養士の間にズレが……

栄養士はもちろん栄養学を習得しているので、たしかに栄養指導はできます。しかし栄養士の知識は医師の知識とかなりのズレがあります。

栄養士たちは、いまでも低蛋白食を強く勧めがちです。医師向けのガイドラインでは「蛋白については普通の食事に近いものでよい」となっているのに、栄養士たちは二〇年も前の知識によって、いまも低蛋白食の指導をしている。このような混乱が起こっています。

この問題もけっして放置できない問題ですので、今後いろいろな方面に提言をして改善していく必要があると考えています。

36 腎機能の数値が上下動しています

Q eGFRの値が上下動しています。これは生活と関係があるのでしょうか?

一回の腎機能の落ち込みで慌てる必要はない

! あるCKD患者の、eGFRの長期の経過を折れ線グラフ(下図)で示してみました。

見ていただくとおわかりのように、eGFRは上下動しています。しかし、最初と終わりのeGFRはほぼ同じです。つまり、八年という長期間、「CKDはまったく進行していない」と見てよいでしょう。

ときに大きくeGFRが低下すると、そのたびに患者は「腎機能の低下が始まった

72歳男性・腎硬化症の例

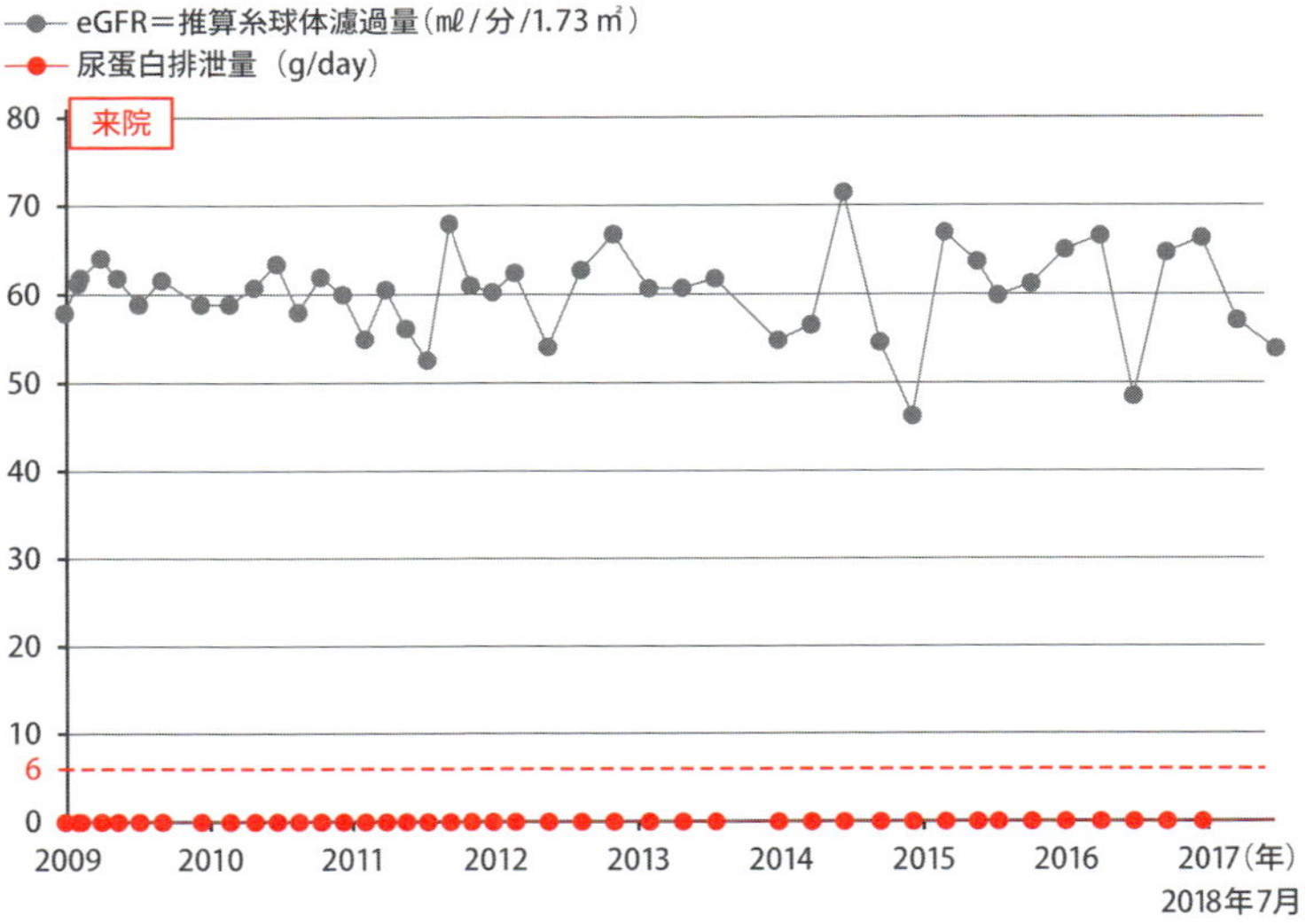

● この72歳の患者はeGFRが60を超えたり、また60以下に大きく低下したりしています。8年間の経過で上下動は激しいものの、結局は「CKDは進行していない」と判定されます。eGFRが大きく下がるとヒヤッとしますが、この人の蛋白尿はつねに(−)で、進行しないタイプなのです。

のではないか？」と不安になります。

しかし私は長い経験から、一回だけｅＧＦＲが下がっても「それがきっかけとなり、病気が進行し始めることはめったにない」ということを知っています。

ですから不安そうな患者に対しては、「次回の検査での腎機能の数値を見てみましょう。たいていの場合、ｅＧＦＲはまた上昇しますよ」と伝えます。そして次の回の検査では、私が言ったとおり、ふたたびｅＧＦＲ値が上がって、結果が良くなっていることが多いのです。

ではそのような「ｅＧＦＲの急な落ち込み」はなぜ生じるのでしょうか。これについては確かなことはわかっていません。よく「食事が良くなかったのでは」とか、「旅行に行ったからでは」とか、思う人がいますが、そのような生活スタイルのちょっとした変化はｅＧＦＲには影響しません。

一つの可能性は「生体リズム」です。すべての生命現象は波の形をとります。脈拍、歩行、消化管の運動などはすべて波（ｗａｖｅ）の形をとります。腎機能も波の形をとり、上がったり下がったりすると考えられます。

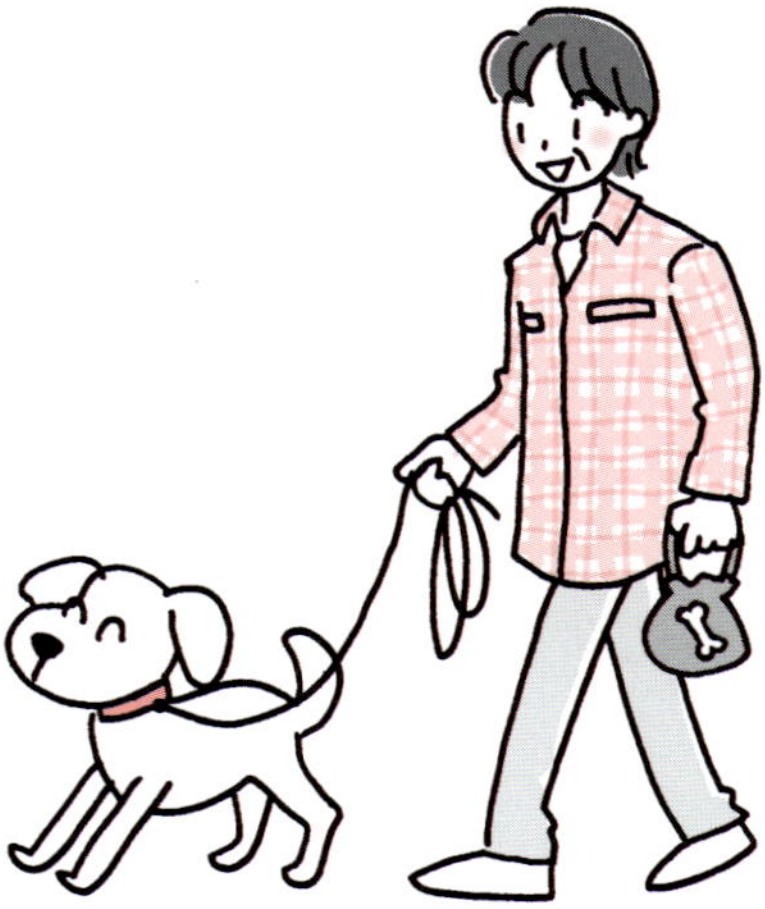

第4章

透析は避けたい！

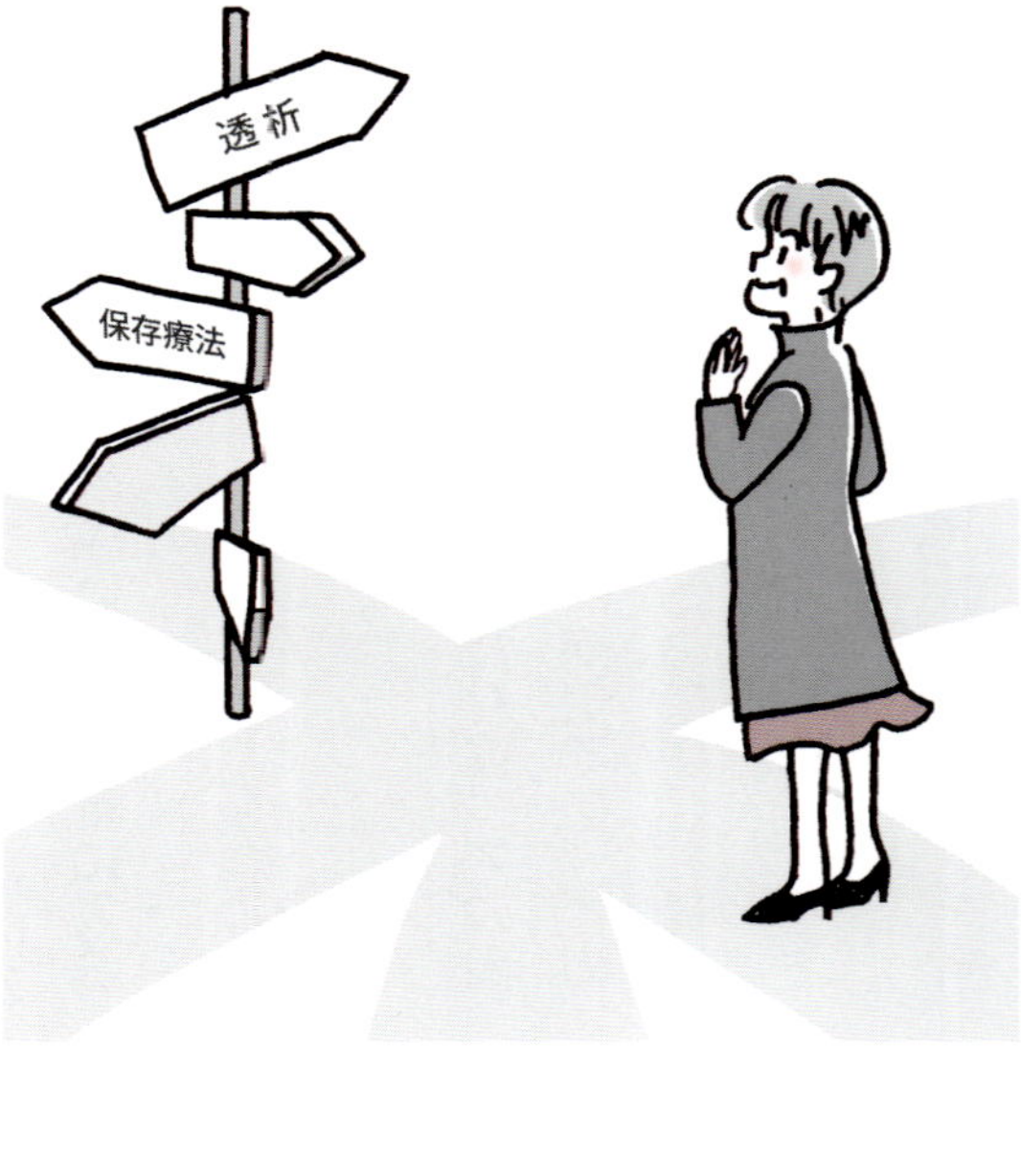

37

多発性のう胞腎で、「いずれは透析に……」と言われました

Q 多発性のう胞腎と診断され、今は腎機能はだいぶありますが、「いずれ透析に入ることになる」と言われています。

A 「完全型」か、進行の遅い「不全型」か、CT検査で確認を

「多発性のう胞腎」は、107ページで述べた「孤立性《こりつせい》のう胞腎」とはまったく違って、両方の腎臓に大きさは大小さまざまの、のう胞が多数出現する遺伝的な病気です。この病気になると、従来は、かならず透析に至るということになっていたのですが、最近では薬物療法もずいぶんと開発され、病気の進行をかなり止められるようになってきました。

また、多発性のう胞腎といっても、のう胞の発達が非常に弱く、両方の腎臓にできたのう胞の数がそれほど多くない、いわゆる「不全型」と言われる多発性のう胞腎もあります。この「不全型」であれば病気の進行が遅く、将来、透析に入るほど進行してしまうと一概に運命づけられるような病気とは言えません。

多発性のう胞腎の疑いがあるならば、ＣＴスキャンによって腎臓ののう胞の容積を正確に測定してもらいます。そして、両方の腎臓の容積を合わせた値が２ℓを超えていれば、多発性のう胞腎の「完全型」の疑いが強く、進行性が強くなるかもしれません。

繰り返しますと、ＣＴスキャンを受けて「本当に多発性のう胞腎かどうか」、続いて「多発性のう胞腎だとしても、のう胞ができた腎臓の容積が左右合計で２ℓを超えているかどうか」、その点を確かめる必要があります。

38 ある日突然、「透析の準備を」と宣告され、愕然としました

長く大学病院に通院していましたが、ある日、「そろそろ透析の準備を」と言われ、愕然としました。心の準備のためにも、なぜもっと早くその宣告をしてくれなかったのかと思います。

今の医療には「患者が理解できる説明」への配慮が欠けている

これもたいへん多くの患者から聞く質問です。ながらく他の病院に通院していて、慌てて私のクリニックに飛び込んでくる。そのような多くの患者から、よく聞かされる言葉なのです。

これまでくり返し述べてきましたが、今の医学教育では、「患者への配慮」という部分が、はなはだ欠けているように思います。医師自身は病気を抱えていないことが多く、患者の気持ちを十分理解できません。そして「毎回データシートを渡しているのだから、だんだんと病気が進んでいることは自身でもわかっているだろう」と、医師は勝手に思い込んでいます。

しかしデータシートを渡しても、必ずしもそれを見ない、あるいはまったく見ないでそのまま放置している患者はいくらでもいます。もし医師が説明していたとしても、多くの場合たいへん早口ですから、説明の半分も患者は理解していなかった、ということも多々起こっています。主治医は「十分に説明していた」と言っても、患者にはまったく伝わらず、「よくわからなかった」ということはいくらでもあります。

医師によって「透析準備」の判断値が異なる
――当クリニックはｅＧＦＲが7あれば透析を避けて保存療法を目指す

腎機能の数値がいくつになったら「透析の準備に入らねば」と考えるかは、主治医によりかなり異なります。「ｅＧＦＲ値が20を切ったら透析準備だ」と考える医師がいる一方、「10を切ったら準備だ」と考える医師、あるいは「8を切ったら透析」と考える医師がいて、かなり幅があります。

「透析の準備」といっても、重い腎臓病ばかり見ている私からすると、「他の医師の判断は早過ぎる」と思うことがよくあります。「現在の血清クレアチニンの値」あるいは「ｅＧＦＲの値がいくつなのか」を、私のクリニックに電話なり手紙なりメールなりで、ご連絡ください。その値を見て正しい判断をしたいと思います。

ちなみに私は、今までの経験からeGFRが7以上あればまだ透析には入らず、保存的な治療、つまり「保存療法」で治療していくべきだと思っています（158ページ参照）。

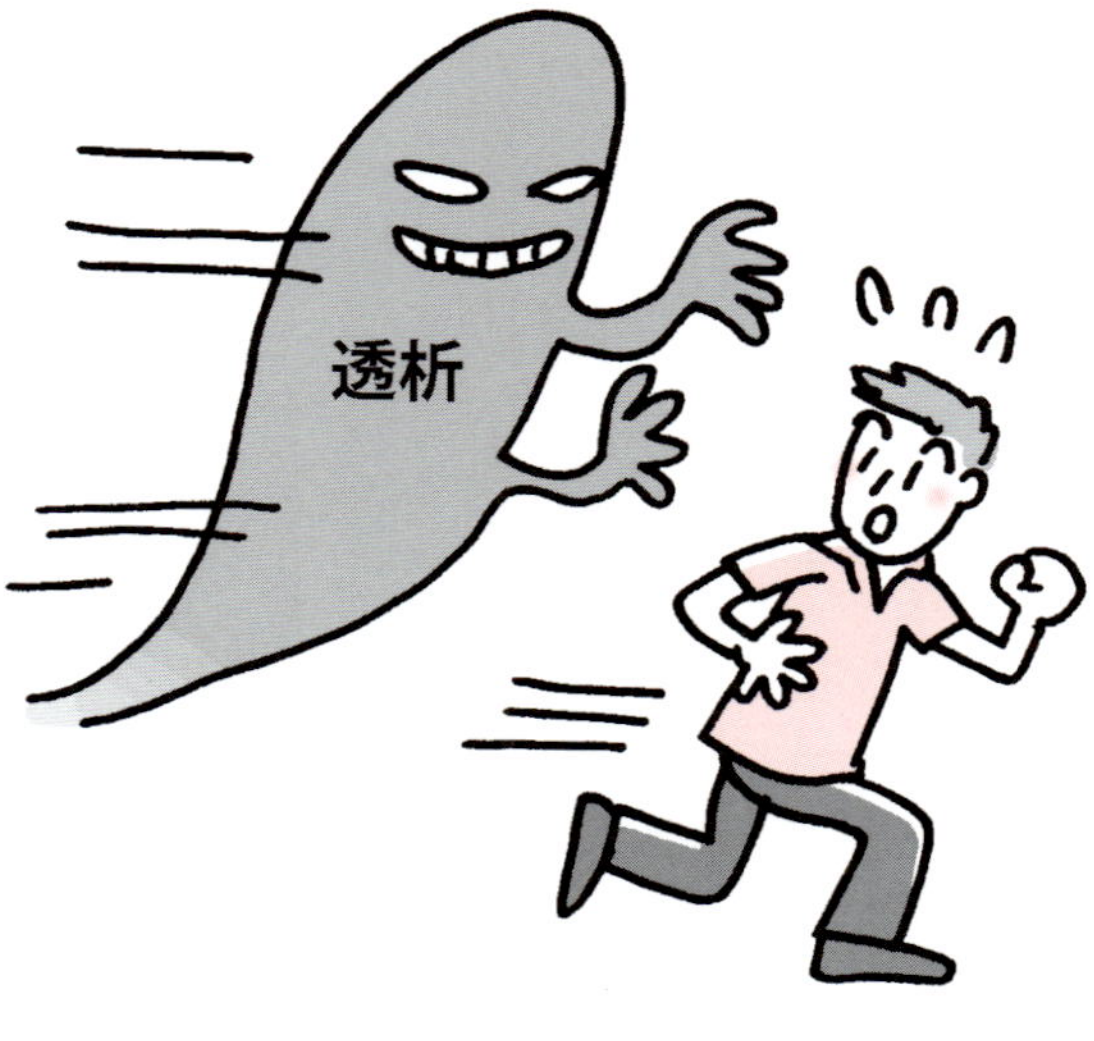

透析はしたくない

39 「本当は、透析は必要なかったのでは？」といま疑心暗鬼になっています

？血液透析を受け始めて一年が経ちましたが、まだ尿量がかなりあります。このあいだ一日の尿量を測ってみたら１５００㎖ありました。透析を受けている他の患者に聞くと、「一年後には尿量が半分になり、三年経つとほとんど出なくなった」と言っていました。それで疑心暗鬼《ぎしんあんき》になり、「もしかしたら、透析は必要なかったのでは？」と思うのですが、通院している透析クリニックの医師には聞けないでいます。

場合によっては「透析離脱」の可能性もあるのでは

！あなたの場合「透析が少し早く始められてしまった」、あるいは「本当は必要ないのに始めてしまった」という可能性もあります。「一時とても悪化し、その後は良くなるタイプ」だったかもしれません。

私は年間に二人ぐらいは、透析から離れる、つまり「透析の離脱」を指導しています。

どういう時点で透析に入るかという基準は、かならずしも一定ではありません。そのあたりの基準をあいまいにしたまま、いろいろな理由から患者に透析を始めてしま

う施設がないとは言えません。一般的には良心的な施設が多いのですが、ゆるい基準で透析を行ってしまう施設もないことはないのです。

あなたの場合、「まだ尿が出ている」ということは、腎臓の機能がまだ残っている可能性が高いので、まずはその尿の分析をする必要があります。

もう一つ、透析の前後で、血清クレアチニン値がどれくらい上昇しているでしょうか。そういったデータをお見せいただければ、透析をやめる「離脱」の可能性があるかどうか判断できます。

お話だけではよく分かりませんので、いま述べた「血清クレアチニン値の動き」と「尿の分析」、まずこれだけを検査させてもらえれば、的確に方針を示せると思います。

勇気をもって透析センターの医師にデータ提供をお願いする

ですからここは勇気を振り絞って、いまかかっている透析センターの主治医からデータをいただくことです。そのデータを、通院しているセンターでもいいのですが、場合によってはセカンドオピニオンをもらうために、他の医院の医師にデータを持ち込んで相談することもできます。尿の分析は当クリニックで行ってもかまいません。

あなたは、もしかしたら「透析は不要」という状態かもしれません。

40 蛋白尿は出てないが慢性腎臓病のレベルです。やがては透析が必要になりますか？

「年を取ると腎機能はどうしても低下する」と聞きました。私は五二歳なのですが、腎機能はＣＫＤ（慢性腎臓病）の範囲に入っていると言われました。蛋白尿は出ていません。「人生一〇〇歳時代」などと言われます。高齢まで生きるとやはり透析が必要になるでしょうか。

腎機能は「悪化し続ける」か「ある値で止まっている」かが大事

まず、あなたの腎機能がここ何年かで「悪くなり続けている。つまり進行している」か、または「ある値で止まっている」か。それが大事です。もし「止まっている」のなら、心配は要りません。

蛋白尿は出ていないとのことですが、それでも進行してしまうＣＫＤも稀ながらあります。これまでの血清クレアチニン値、ｅＧＦＲ値をできるだけ集め、「進行しているのか、いないのか」を自分で判定するか、あるいは主治医に判定してもらいましょう。

もし進行していたら、60ページなどで述べた尿細管間質性腎炎《にょうさいかんかんしつせいじんえん》かもしれません。逆に進行がはっきりしなかったら、これからも進行しないCKDの可能性が高いのです。

加齢は腎機能を低下させるか？

「いまの腎機能が年齢を重ねると下がってくるのではないか」との心配はもっともです。「加齢が腎機能を低下させる」ということがときどき新聞などにも載っていて、それは事実だとされています。

しかし私は、この加齢の問題はもっとよく調べる必要があると考えています。私はこれまで、大学病院、総合病院、現在の自分個人のクリニックと、環境を変えて診療を重ねてきました。その間ずっと診てきた患者が何人かいます。なかには三〇年以上診てきた方もいます。そうした方のなかに「はじめの腎機能がそのままの状態で保たれている」という方がいるのです。加齢により誰もが腎機能を下げていくという説は、もしかしたら正しくないのではないかと考えています。

一人一人の腎機能の推移を追跡する「長期観察計画」をスタート

そこで私は平成二七（二〇一五）年の春から、「長期観察計画」と称して一〇年間にわたる研究を始めています。腎機能が「eGFR60未満」のCKDといえる人を中心とし、かつ蛋白尿は（マイナス）（一日0・3ｇ未満）の、一〇〇人以上の方に「参加します」という同意のサインをもらい、研究をスタートさせました。今年（二〇一九年）で四年目になります。

この研究では、一人一人の腎機能を追跡してゆきます。これは「縦断調査」と言われるやり方です。

今までの加齢についての研究は「横断調査」（複数の集団の、ある時点での、腎機能の平均値）と言われる方法によるものが大部分でした。過去に行われた腎機能以外の研究でも、この二つの方法（縦断と横断）では結論が違ってくることがしばしばみられます。

私がスタートさせた今回の縦断法による長期研究の結論が出るのは一〇年後です。もしはっきりとした結論が出ない場合、さらに一〇年間、研究を延長することも考えています。

三年ごとに中間報告を行いますので、一〇年経つ前に「自分は加齢の影響を受けない」「自分は影響を受けるかもしれない」という道筋が見えるような成果が出るのではないかと考えています。この最初の「中間報告」の要約を、204ページのコラムに、グラフも含めて紹介していますので参考に見てください。

41

椎貝クリニックではeGFRがいくつになったら透析を始めますか？

五二歳の女性で、糖尿病性腎臓病と言われています。椎貝クリニックではeGFRがいくつになったら透析を始めるのでしょうか。いま通院している病院で、eGFRが8を下回ったころから「透析に入る決心はついたか」という話ばかりが主治医から出ていて、とても気が重くなります。

eGFRが6を下回った段階で透析の準備に入る——しかしなお可能なかぎり保存診療を続けます

151ページでも触れたように、当クリニックでは血液透析の場合だと、eGFRが6、あるいは6を少し下回った段階で「準備」のお話をします。というのは、「シャント」というものを作って血液透析を行えるようになるのに三週間かかります。だから早めの決断が必要です。

ただし、そのように透析の準備を早めに進めておいて、それが完了したら、あとは腎機能が下がっていっても安易に透析には入らず、なお保存的な外来診療を可能なかぎり続けます。

どの段階で血液透析を始めるかというと、患者に尿毒症《にょうどくしょう》によるさまざまな症状が出た時点です。尿毒症でいちばん多い症状は、食欲の不振です。普通に食事をとっていた人が、同じ量を食べるのに二倍の時間がかかるようになるとか、だんだん食が細くなった感じがするとか、そのような症状です。

注意深い観察によってそういう症状が現れた場合には、「そろそろ透析の時期ですね」ということになります。

腹膜透析の場合は、ｅＧＦＲの条件は同じですが、腹腔《ふくくう》カテーテルを挿入する手術が局所麻酔《きょくしょますい》の場合、全身麻酔の場合の二通りあり、手術する施設によりちがいます。

保存的に腎臓の機能を保つ「工夫」を重ねる
――患者が心残りを感じないために――

ご質問によるとｅＧＦＲが8を切ったとありますが、まだ食欲の低下など気になる症状がなければ、もし私のクリニックを受診している場合は透析はしません。患者にとって、まだ目立った症状もないのに透析に入るというのは、とても心残りだと思います。ですから、できるだけ「保存療法」に徹する方針にしています。

一般的には、eGFRが15を切ったら透析の準備の話を切り出しても不自然ではないということになっていますので、あなたの主治医の判断が早すぎるということはありません。

しかしその段階でも、保存的に腎臓の機能を保つ工夫を凝らしていくべきだと私は考えます。そうしないと、あなたが感じているように、通院するのがとても気が重くなると思います。

42 慢性腎臓病の患者数に対して専門医の数が少ないのでは？

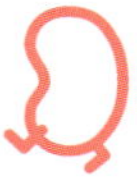

Q 腎臓病の専門医の数は五、〇三〇人（二〇一八年四月現在《日本腎臓学会》）と聞きました。それに対してＣＫＤの患者数は一〇〇〇万人以上いると言われています。これでは専門医の数が少なすぎるのではないでしょうか。専門医養成の今後の見通しを聞かせてください。

専門医を増やすとともにその養成や教育の方法も考えていきたい

！患者からすると当然の問いだと思います。これについては私もたいへん憂慮《ゆうりょ》すべき問題だと考え、私自身、いまいろいろな対策を考えています。

一つは「長期観察計画」（204ページコラム「長期観察計画」参照）という一〇年研究を二〇一五年からスタートさせています。この研究によって、ＣＫＤで腎機能が低下していても、尿蛋白が少ない症例では「機能がほとんど進行していくことはない」「約85％は進行しない」ということが見えてきました。この研究は二〇二五年まで続きます。

腎機能が下がっていても蛋白尿が少ない人が約八〇〇万人はいますので、専門医が相手とすべき患者は、一般に言われている一三三〇万人ではなく、この八〇〇万人を差し引いた数五三〇万人とすればいいだろうということになります。

腎臓病専門医を養成する教育にも課題が

しかしそうは言っても、専門医一人あたりでたいへんな数の腎臓病の患者を診なくてはいけない状況は変わりません。「専門医の診療が必要でない患者がもっといるのではないか」ということを、私のクリニックの多数の患者のデータから割り出してはいますが、それにしても専門医に対する要請は大きいものがあります。

専門医がどういう知識を習得すればいいかということもありますし、また本書でもくり返し述べているように、患者としては専門医の診療内容にきわめて大きな不満を持っています。私は、現在の専門医を養成する教育、学会を中心に行っている教育は「どこか間違っているんじゃないか」という印象を持っています。

もちろん専門医として養成される医師数は、今後とも増やさなくてはなりませんが、しかし専門医でなくても診察ができる患者数も増やして、専門医を必要とする症例は一〇〇万人ぐらいとして、対策をたてるべきと考えています。

43

腹膜透析《ふくまくとうせき》※について質問しても主治医からは否定的な言葉ばかりです

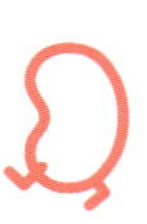

❓CKDで大病院に通い始めて三年になる四八歳の女性です。腎機能（eGFR）が10を切り、「透析の準備をするように」との話が出ています。「今までがんばってきたのに……」と悔しい思いです。腹膜透析という方法は、今までやってきた保存的な療法につながる透析法だと聞きましたので、主治医に「この腹膜透析について説明してほしい」と頼んでみました。しかし「腹膜透析は五年しかもたない」「いろいろな合併症が出やすい」など否定的な発言ばかりでした。腹膜透析は実際に、それほど勧められないものなのでしょうか。その実態をお聞きしたい。

日本では血液透析がほとんど——しかし腹膜透析にはさまざまな長所がある

❗日本では腹膜透析は3％程度しか普及していません。末期腎臓病の治療法のすべてのうち、たった3％という実態です。これは諸外国に比べてきわめて低い数字です。日本の場合94％が血液透析なのです。なお腎移植は3％です。

※腹膜透析：自宅において自分で行う透析。自分の体の中の腹膜を利用して血液をきれいにする。

しかしこの腹膜透析は、今まで保存療法でがんばってきた延長線上にある透析法です。患者の自立や自覚を促すという意味でも、たいへん良い方法だと私は思っています。

毎日、自分で行うという手間はかかりますが、注意深く行うことによって自由な時間がとれます。腹膜透析の透析時間を夜間にすれば、日中は完全に自由な時間となり、いろいろなことが今までどおりできます。続けてきた仕事もやめずに済むという利点があるのです。

一方、血液透析となると、診療施設に昼間、週三回は通わねばなりませんから、会社も退職せざるを得ない、自営業であっても時間を取られるので続けられない……などの問題が生じます。

「短期間しかもたない」「感染症や腹膜炎を起こす」……などの腹膜透析の欠点は改善されつつある

よく「腹膜透析は五年しかもたない」と言われていますが、これは間違いです。腹膜透析で一〇年あるいは二〇年という患者も続出しています。

要は腹膜透析のやり方なのです。感染症や腹膜炎を起こすと、それをきっかけに腹膜の機能が落ちるので、なるべく感染を起こさないような注意深さが必要になります。

また、やり方を単純化するなどして、間違いが入る隙間を減らす。そういう工夫が必要です。

合併症として、被嚢性腹膜硬化症《ひのうせいふくまくこうかしょう》（ＥＰＳ）＝（腹膜が硬くなり腸管にくっついて腸閉塞になる）が非常に問題になったのですが、現在ではこのＥＰＳの発症数は非常に減っています。ＥＰＳの原因がだんだんとわかり、発症者がきわめて少なくなったためです。そうした重い合併症の問題や、腹膜透析の期間が五年程度で頭打ちになるなどの問題は、現在解決されつつあります。

したがって保存療法の考え方に沿った腹膜透析を、あなたがやってみる気があるのであれば、ぜひ行ったほうがいいと思います。

制約やいくつかの工夫も要求される腹膜透析

ただし年齢が七五歳を超えて判断能力が落ちてきた、あるいは記憶力が下がってきたと感じている場合や、認知症的な状態にある方にはお勧めできません。

ペットをたくさん飼っている方も、腹膜炎の可能性が高まるので不可能です。猫一匹ぐらいでしたら、腹膜透析を行う部屋に猫が入らないようにするなどの工夫をすれば、腹膜透析が行えます。

家の広さも問題で、透析液を少なくとも二週間分ほどストックできる場所が必要です。「二週間分」というと、一間の幅の押入れで上下を占めるほどの大量の透析液です。それを収納できるスペースがないと無理です。

そういった制約はありますが、これらが解決できれば、私としては腹膜透析を勧めたいと思います。

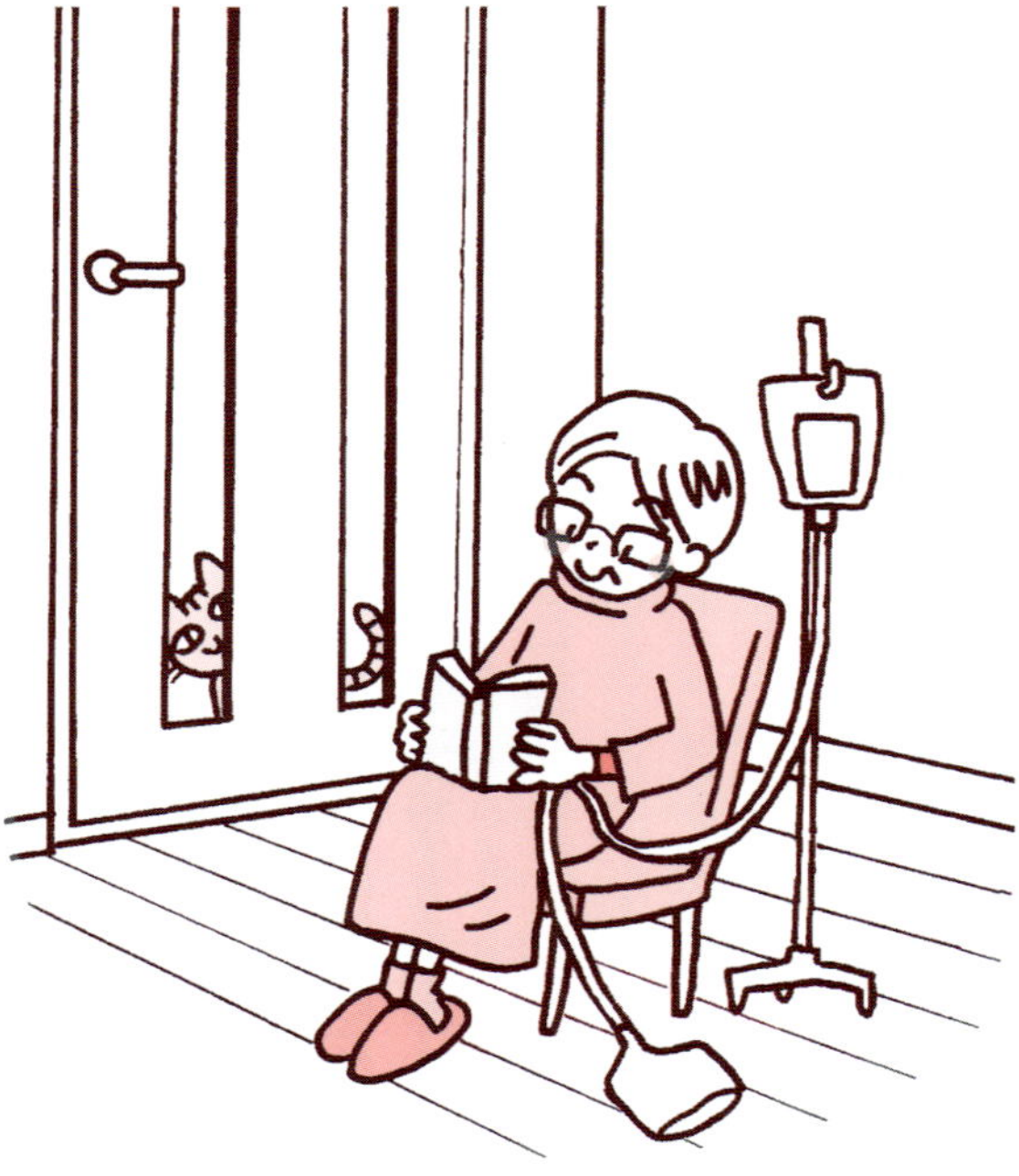

腹膜透析をする部屋にペットは入れない

44 血液透析と腹膜透析のどちらを選ぶべきか、わかりません

Ｑ 透析には血液透析と腹膜透析があると説明され、解説したＤＶＤも見せてもらいました。しかしどちらを選ぶべきか、よくわかりません。六二歳の男性で、子供たちは独立し、現在は妻と二人暮らしです。

保存療法につながる腹膜透析の考え方――残った腎機能を少しでも長く保っていこう

！ 前項の腹膜透析に関する質問と関係します。重複する箇所はできるだけ省きますが、さらに強調したい点についてお答えします。

もし、あなたに保存療法の方向を続ける意思があれば、腹膜透析を選んだほうがいいのではないかと思います。また前項でも触れましたが、あなたが注意深い性格であり、かつ判断能力に衰えがないなら、腹膜透析をお勧めします。奥様もお元気であれば、いろいろな手助けをお願いできますので、その点も利点になります。

血液透析というのは、それに入るときに主治医は言わないでしょうが、残っている

腎臓の機能をさらに傷め、早めに機能をゼロにしてしまう。そういった側面があります。別の言い方をするならば、腎臓の機能が著しく低下し、「残った腎臓の機能がもういくらもないので、わずかな機能は見捨ててしまおう」という治療法です。

一方、腹膜透析というのは、残った腎機能——残存《ざんぞん》腎機能と言いますが——を少しでも長く保っていこうという、保存療法と直結した考えなのです。ですから、今まで頑張ってきた知識を活かしていきたいというお気持ちがあれば、ぜひ腹膜透析をなさったほうがいいと思います。

45 腎移植を受けたのに腎機能が下がり始めました

透析に入っていた友人男性が六年前に運良く献腎移植《けんじんいしょく》を受け、しばらくは見違えるように元気でした。ところが二年前から再び腎機能が下がり始めています。現在のeGFRは16です。血圧はよくコントロールされ、また蛋白尿も出ていないのですが、彼は「また透析に戻ってしまうのだろうか」とがっかりしています。このようなことはよくあるのでしょうか。

腎機能の低下を止める余地はまだあります

友人の方が「献腎移植《けんじんいしょく》という、宝くじに当たるより難しいとされる幸運をつかんだ、提供してくださった方に感謝しつつ、これからの人生を生きよう」と再スタートしたのに、「また透析に戻るのか」と不安を覚えているお気持ちはよくわかります。

移植外科の主治医の先生は、進行の原因として何が考えられると言っていますか？　私の推測ですが、免疫学的な原因ではない可能性があります。また腎生検《じんせいけん》は受けていますか？　進行してしまう原因には、まだよくわからない点があるとは言え、腎生検を受けたほうがいいかもしれません。

いまｅＧＦＲは16あるとのことですので、詳しく検査すれば進行原因がはっきりして、進行を止められるかもしれません。私のクリニックに来院するＣＫＤの患者のなかに、移植は受けていないがｅＧＦＲが16前後になってお見えになり、その後の経過はとても良いという方がいます。

ですから一度、私のクリニックにおいでになってはいかがでしょうか。長く保存療法を続けてきて、その間に得られた治療についての私の知識を活かしながら、腎機能の低下を止める努力をしてみたいと思います。

その際は現在の主治医の先生によくお話をして、できれば「診療情報提供書」をもらってください。たぶん快く求めに応じていただけると思います。言い出しにくければ、私からその先生にお手紙を出し、当方を受診するきっかけを作ることもできます。

46 透析を続けており、腎移植も諦めています。このままの暮らしが一生続くのでしょうか

Ｑ 六〇歳の男性で、二年前から血液透析に入りました。週に三回、透析クリニックに通わなければならないので会社を辞めざるを得ず、いまは年金と妻のパート収入で生活しています。尿量は二年間で1日に500㎖ぐらいに減りました。透析の日は、午前に始まる透析から帰宅すると、一日じゅう体がだるく夕方まで寝ています。献腎移植への登録を考えたこともありましたが、「腎臓をもらえる機会はとても少なく、仮にもらえたとしても一〇年以上先だ」と聞き、諦めました。親戚にも腎臓を提供してくれる人はいませんし、妻も乗り気ではないので、これ以上説得はできません。このままの生活が一生続くのでしょうか。

透析を受けていても「前向きの気持ち」で生きることが大事

！ 透析の生活から抜け出すには腎移植が最良の方法ですが、あなたはその途《みち》が絶たれているのですね。しかし現在、日本には透析を受けている仲間が三二万人もいます。

日本の医療技術はかなり高く、透析に入ってからも長く生きることができます。

しかし命は永らえても、生活の質が低くては生きがいのある人生とは言えません。私はいま、『透析のある生活——いかに楽しく、いかに永く』（仮題）という本を書き進めています。「透析の生活は大変だけれど、それに負けないで少しでも張りのある生活をしてください……」という主旨の本です。刊行されたら読んでいただくことをお勧めします。

ところで透析のあった日はとても疲れます。その日一日が使いものにならないのは、あなただけではなく、ほとんどの人がそうです。

でも、透析のない日は朝から歩くようにしてください。足の悪い人は手押し車を使ってでも、車椅子を使ってでも、天気が良ければ戸外へ出るようにしてください。

とにかく「今日は何をしようか」と、前向きの気持ちになることが大事です。

それから、奥様からの腎提供をもう一度お願いしてはどうでしょうか。ご夫婦間とはいえ、微妙な問題ですので、どなたかに間に入ってもらうこともお考えください。コーディネーターの資格を持った人に依頼することもできます。また私も患者のパートナーにお話ししたことがあります。

腎移植72％のノルウェーのように障害者に優しい国を目指そう

ノルウェーという北欧の国があります。人口が約五三〇万人、ＧＤＰが約四三五〇億ドル（二〇一九年　日本は約四兆九七〇〇億ドル）と、日本からみれば小さな国です。しかしこの国の末期腎臓病への対策は、腎移植が72％と、世界でいちばん多いのには驚きます。日本は同一尺度で見ると、腎移植がわずか３％ときわめて少なく、いちばん多いのは94％の血液透析です。

ノルウェーの腎移植の内訳ですが、生体腎移植が25％、脳死の人から提供される献腎移植が75％です。そこには、国民の意識の中に腎臓病で困っている人を「大変な生活から救ってあげよう」という「本当の絆」があるのです。

日本では運転免許証の裏面に臓器提供の意思

末期腎臓病対策　腎代替療法　－ノルウェーと日本、こんなにも違う－

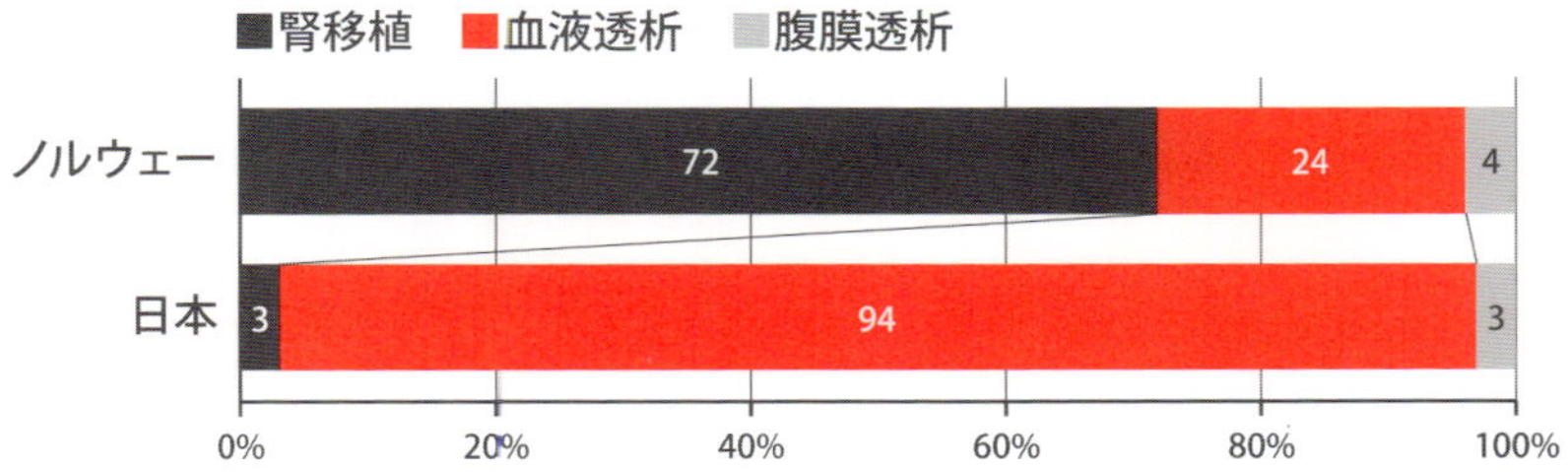

2016 Annual Data Report, Vol12, ESRD, Ch13

- 日本の末期腎臓病対策で一番多いのは血液透析で、腹膜透析の3%を加えると97%が透析、残り3%が腎移植です。移植を受けるとそれまでに比べ、「夢のような」生活になります。日本も早く末期腎臓病対策の先進国にならなければなりません。

の有無を記す欄がありますが、記入している人は20％以下です。また運転免許証交付の際、あるいは定期の運転講習の際、臓器が貰えずに困っている人がどれだけいるのかという講習もありません。

「本当の絆」が生まれるよう、国民の一人一人が意識を変え、また国もその後押しをして、障害者に優しいノルウェーのような国を目指すべきだと思います。ノルウェーの話はあなたには何の役にも立たないかもしれませんが、日本人の一人一人がこのような意識をもって行動すべきではないかと思います。

47 透析から抜けたくて献腎《けんじん》移植《いしょく》を申し込んでいますが、チャンスはなさそうです

Q 脳死の人から腎臓をもらう献腎移植を申し込んでいます。しかし腎移植の説明会に出席すると、腎臓をいただけるチャンスはきわめて低く、チャンスが回ってくるのに最低一〇年はかかるとのことでした。七四歳の男性で、妻は一〇年前に亡くなり、子供がなくて一人暮らし。生体腎移植を受けるドナーのあてもありません。しかしいまの血液透析での生活には希望がなく、なんとか透析という環境から抜け出したいのです。

「費用対効果」が非常に悪い献腎移植の現状

! いま私も詳しく分析調査をしているところなのですが、いわゆる「費用対効果」から見て、「脳死移植に登録する」というのは、それにかかる費用が大きいことと、巡ってくるチャンスが非常に低いということを考えると、極めて効率が悪いようです。

このように「献腎移植は極めて不利だ」ということで、現在では献腎移植を申し込む人の数もかなり減っています。そうなると腎移植を支える基金も減少し、献腎移植を申し込んでいる人の補助として基金の一部を充てることも、ますますできにくくなる。

このように、献腎移植はしだいにじり貧になるという悪循環に陥っています。

もし、もらえるチャンスがもっとあれば、献腎移植を申し込む人はさらに増え、悪循環から好循環に転換するでしょう。しかし現状は、少なくない費用がかかり、かつ腎臓をもらえるチャンスも少ないので、今後は献腎移植を申し込む人はますます減ってしまう可能性があります。

透析の大変さを知らしめ、移植希望者の費用負担を減らす必要が

この状況から脱出する方策としては、まず、透析での人生は大変であり、とても困っているということを十分にキャンペーンすることです。「身体障害者一級」という高度の障害を抱えた厳しい生活から抜け出す手段として献腎移植があるのだということを、もっと知らしめる必要があります。

それにはまず、ファンドを大きくして、移植学会なり移植関連学会なりが資金力を持ち、その資金で献腎移植の希望者の費用負担を減らす。そういう方策がとても大事だと考えます。

いまの状態ではすべてが悪循環のままで、日本の献腎移植は増えるどころか減るかもしれません。

48 療法の一つとして導入している「瞑想《めいそう》」とは？

Q 椎貝クリニックでは瞑想を導入し、それを実施して透析に入らずに長年過ごしている人がいると聞きました。私は腎機能が下がり始めて、不安な毎日を過ごしているのですが、この瞑想の成績について教えてください。

精神面のケアが腎機能の安定や回復に効果的

! 瞑想《めいそう》は、私が二〇一三年五月から世界で初めて腎臓病の治療に導入した方法です。瞑想のような精神的なものがはたして有効なのかどうか、私自身も開始するときにだいぶ迷いました。しかし実際に行ってみて、ＣＫＤの進行をかなりよく止めると感じています。

始めた動機は、ある一人の患者を診ていて、なにか「精神的な支えがあって腎機能が安定している」と判断され、「精神面のケアが機能安定や機能回復に大事ではないか」と考え始めたからです。

この瞑想を開始してからすでに五年が経っていますが、ｅＧＦＲが15未満で瞑想を始めた患者のなかに、現在でも透析に入らないで過ごしている人がいます。なかにはしだいに腎機能が下がってしまった人もいますが、相変わらず非常に元気に、良い腎機能を保っている人もいます。

このような成績を見ると、統計学的な難しい分析をしなくても、この瞑想はとても有効なものと考えられます。

二〇一三年五月以前、つまり瞑想を導入する以前ですと、腎機能が低下した九〇名の成績では、最長三年二カ月で結局みな透析に入りました。この期間を過ぎて依然安定している人は、一人もいなかったのです。

ところがいまは、五年目を過ぎ六年目に至っても、なお透析に入っていない人が七人もいます。この七人はフロントランナーで、このあとに二五〇人以上の瞑想を実行しているCKD患者が続いているのです。

どのようなCKDにこの瞑想が有効かということですが、おそらくあらゆるCKDに有効です。

どのような瞑想がより有効か――その調査・分析を検討中

現時点での課題は、どのような瞑想だったら有効なのか、あるいはどのような「瞑想」は有効でないのかを探ることです。

それを知るには、一般によく用いられているＭＲＩ（磁《じ》気《き》共鳴《きょうめい》断層《だんそう》撮影《さつえい》装置《そうち》）という検査機器を使います。このＭＲＩに、脳の中の興奮部位がわかるソフトウェアを組み込むと、「このような瞑想だと、脳のここが興奮している」、あるいは「この人の瞑想では、今度は脳のこの部位が興奮する」ということがわかります。

この方法によってさらにデータを積み重ね、脳の興奮部位と瞑想がどのように結びつき、腎機能の低下を抑えられるのか、今後見ていく必要があります。この調査研究には費用がかかりますが、なるべく早くその分析を始めようと思っています。

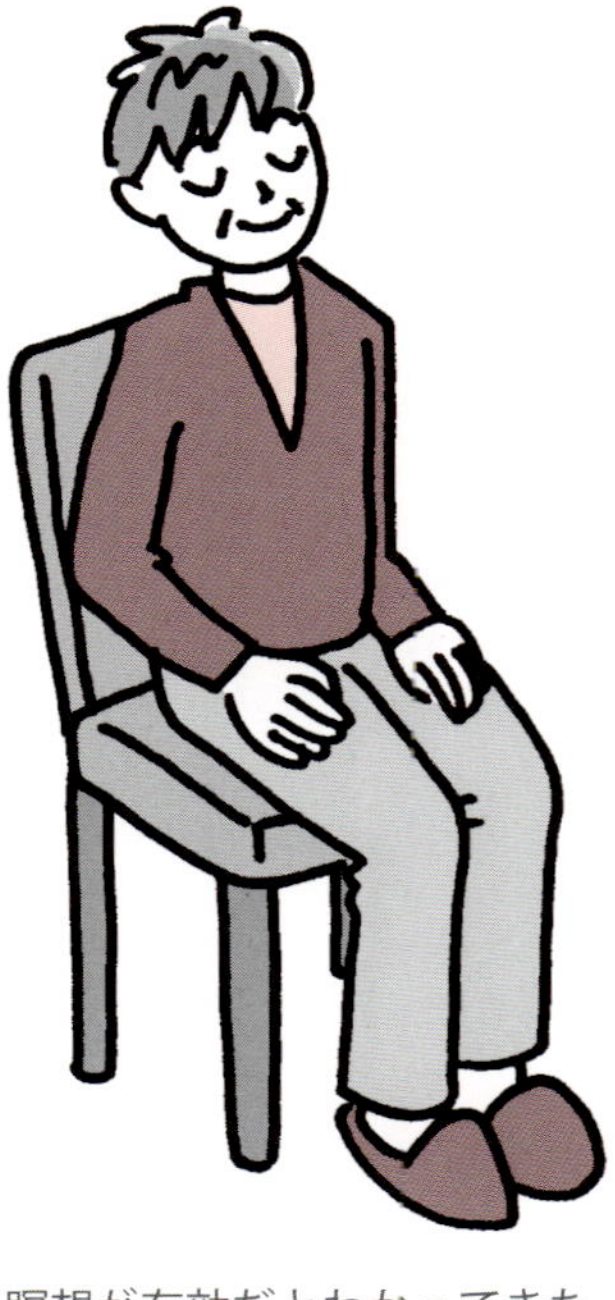

瞑想が有効だとわかってきた

49 瞑想で透析は避けられますか？

Q 瞑想について詳しく教えてください。六五歳の女性で、腎機能（ｅＧＦＲ）は15で、主治医から「そろそろ透析の準備を」と言われています。椎貝クリニックの瞑想という方法で透析を避けられるでしょうか。

瞑想で腎臓の寿命を永らえる患者が続出

A 瞑想は、前項に述べたように私のクリニックで始めたオリジナルの治療法です。瞑想を行うことで、透析に入らずに腎臓の寿命を永らえている方がたくさん出てきています。

ではこの方法をｅＧＦＲ値がいくつに低下したら適用するのか。これについてはまだはっきりとした結論は出していません。ただ経験からいって「多少早めのほうが良い」と考えています。ｅＧＦＲ15で始めるか、あるいはもう少し早く始めてもいいと考えています。いまではｅＧＦＲ20で瞑想の指導をすることが、多くなっています。

具体的には次の50項をお読みください。

50 瞑想は具体的にはどうやるのですか？

有効な瞑想とは、具体的にはどうやるのでしょうか。

ある一定の形・呼吸法・指導のもとに行うことが大切

瞑想の具体的なことは、ここではあまり詳しくは言えません。瞑想は一見、簡単な行為です。例えばヨーガをはじめさまざまな瞑想教室があります。そのようないろいろな瞑想がすべて、腎臓病に有効かどうかはわかりません。

私は試行錯誤しながら、二〇一三年から約三年間かけて、「瞑想」を一定の形にしました。現在は、そうしてできあがった瞑想しか指導していません。

その概要を示せば、一回に二〇分、指定の時間として例えば午前十一時と午後四時に行ってもらいます。時間は生活スタイルによって適当に変えてもかまいません。

姿勢ですが、坐禅《ざぜん》の胡坐（あぐら）の姿勢は、人によってはかなり苦しい姿勢です。そのため食堂や書斎などの硬い椅子を用い、そうした椅子に座ってやる瞑想でいいことにしています。横に寝て行う、風呂に入って行うなどは効果がなく、認めていません。

また呼吸法がとても大事です。腹式呼吸なのですが、この腹式呼吸は世界中にあるいろいろな瞑想に共通しています。おそらく腹式呼吸は、瞑想の中心をなすものと思います。この呼吸は人によっては非常に習得が難しいのですが、直接ご指導すればどなたでもできるようになります。

本当はもっと詳しく述べたいのですが、いろいろな健康産業の業者が、かってに中途半端な瞑想教室を有料で始めてしまうおそれがあります。そして患者が「どうも効かなかったぞ」と言って、その結果だけを私の所に持ち込んできても困ります。ですから、ある一定の指導のもとにしだいに広めていこうと考えています。

瞑想の基本

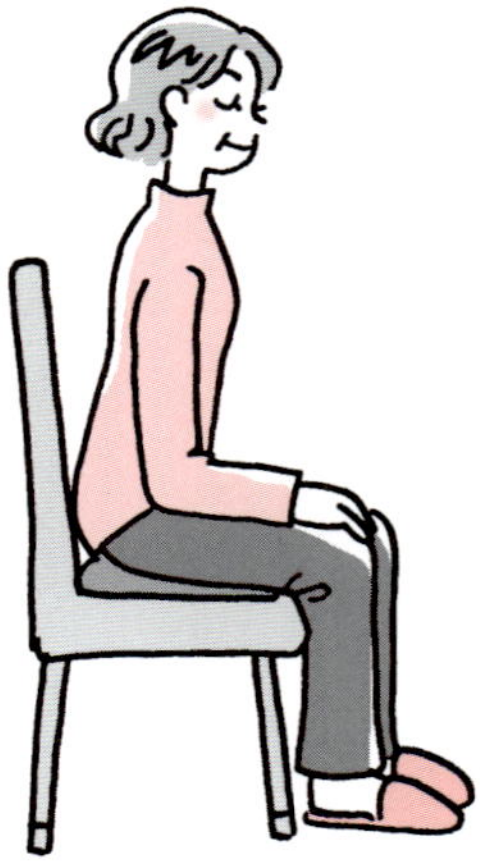

- 硬めの椅子に座る
- 1日20分を2回
  (午前11時と午後4時など、自分の生活スタイルに合わせてやりやすい時間に)
- ゆっくり腹式呼吸をする
  全身の力を抜いてリラックスする
  おへその下(丹田《たんでん》)に、気持ちを集中させる
  息を吸うときにおなかを膨らませ、息をはくときにおなかをへこます(おなかに手を当ててすると感じがつかめる)

51 瞑想はどの段階で始めるのですか？

瞑想の導入ですが、腎機能がいくつまで低下したら治療に取り入れるのですか。

機能の低下が「進行している」場合、ｅＧＦＲ20で始める

これは経験から決まった値ですが、現在はｅＧＦＲが20にさしかかったときです。以前はｅＧＦＲ15からでしたので、より少し早めの段階での開始、ということにしました。

ただしｅＧＦＲ20で来院した人すべてに瞑想を始めてもらうかというと、そうではありません。血清クレアチニン値やｅＧＦＲの数値から、あきらかに腎機能の低下があり、「進行している」状態が確認された場合です。ｅＧＦＲが20であっても、安定していれば瞑想の指導はしません。

以前はすべてｅＧＦＲが15未満、ステージ5に入ったところで指導していました。しかし15から始めた人と、20から始めた人とでは、20から始めたほうが病気の進行を遅らせる率が高かったので、いまは20から始めています。

また私の瞑想のことを聞きつけて来院し、「腎機能はｅＧＦＲで30以上あるけれど

も、「心配だから瞑想をやりたい」と言う患者も、これまでに何人かいました。しかし、一日に二回ながら、忙しい日常のなかでその時間を割くのは患者の負担になります。効果が１００％あるかどうかわからないものを、あまり早めに始めるということは推奨していません。

大事なことは、ｅＧＦＲが20まで低下したら、ぐずぐずしないで私の診察を受けていただきたいと思います。

これにより、透析を免れる人が大幅に増えるでしょう。

クリニックを受診する人のｅＧＦＲは10以下、７以下が多く、これではどんなに頑張っても進行を止める率は低くなってしまいます。「透析したくなかったら、早目の受診を」です。

52 認知症の七六歳の妻は、「あと二年で透析」と言われました。どう対処すべきか不安です

❓東京郊外に住む八〇歳の男性です。二人の子供は独立して近くに住んでおらず、ここ一〇年間は妻と二人の生活です。

七六歳の妻が二年前に認知症となり、夜中に大声を出すようになりました。昼間は比較的安定していますが、家事はほとんどできません。ときどき排泄《はいせつ》の失敗もあり、その都度の始末が大変です。歩かせないといけないと思い、近所に買い物に行くときは手をつないで出かけます。今の状態なら介護は何とか続けられると思います。

ただもっとも心配なのは、八年前から妻に蛋白尿が見つかり、一カ月に一度、腎臓専門外来にかかっているのですが、腎機能が少しずつ下がっていることです。主治医からは「あと二年ほどで、透析が必要になるかもしれない」と言われており、どのように対処したらいいのか不安です。

高齢化社会――認知症で透析を受けねばならない患者が増えている

❗あなたは奥様をよく介護されています。大変ですね。定年後の楽しい計画が何もできず介護に明け暮れておられます。頭が下がります。

奥様の認知症の状態は、そう軽くはないようです。「大声を出し、排泄の失敗もあり、歩行もままならない」ということになりますと、たとえば透析療法を受けるようになって、二年も経つと、その透析は何のためにやっているのか、奥様にはまったく理解できないかもしれません。

あなたの奥様にかぎらず、高齢化社会で同じような状況の患者が多くなってきました。「末期の腎不全に至っても、透析を行わない選択もあるのではないだろうか」などの議論も重要な課題となりました。

透析を始めると、約四時間ベッドでじっとしていなくてはなりません。はじめは透析だと理解していても、透析中に眠りに落ち、途中でふと目覚めて、「自分は何でこんな窮屈《きゅうくつ》な思いをしているのか」と状況がわからなくなってしまい、混乱するかもしれません。管を付けた腕を激しく動かすなど、暴れてしまうこともないとは言えません。そうすると針が外れ、動脈から大出血を起こすような大事故になる恐れすらあります。

ですから患者にとって危険度があまりにも高い治療法になると考えられる場合には、透析をしないで経過を見るという選択肢も必要な時代になってきました。

しかしこれは安楽死につながるかもしれない、深刻な問題です。透析をしなければ、早ければ三カ月で死を迎えるかもしれません。そのような話をしますと、「パートナーがそんなに早く逝ってしまうのは嫌だ」と考える人が大部分です。

最近は認知症で透析をしなければならない患者が増えており、その対策を心得ている透析施設も増えています。将来透析を受ける可能性がある施設に心当たりがあるなら訪問し、医師や看護師に、奥様はこんな状態だが受け入れてくれるのか、率直に相談してみてください。

53

糖尿病性腎臓病です。主治医は冷淡ですが、透析は何とか避けたいのです

Ⓠ四九歳の男性です。糖尿病性腎臓病と診断されています。eGFRは20前後、HbA1c（ヘモグロビンA1c）は9％前後、蛋白尿が3＋ないし4＋です。また肥満があり、eGFRは少しずつ下がっています。「透析に入りたくありません。何とか助けてください」と主治医に伝えたら、「今までの生活がだらしなかったからだ」と言われてしまいました。糖尿病については一カ月に一度ほど通院し、営業の仕事をしながら精一杯の努力をしてきました。主治医の言葉は冷たすぎるのではないでしょうか。

生活習慣の良し悪しによらず、糖コントロールが異常になる場合も

Ⓐ糖尿病性腎臓病（92ページ参照）は、本当にその人の生活がだらしなかったから生じたものでしょうか。必ずしもそうとは言えません。営業の仕事で時間が不規則、かつ接待もあって肥満もある――ということで、いかにもいい加減な生活をしてきたかのような印象を主治医は持ったのかもしれません。

しかし生活習慣がある程度のきっかけになっていたとしても、それだけではいまの

状態は説明できません。あなたのかかっている糖尿病は、おそらく2型糖尿病といって、生活習慣が引き金となって糖のコントロールが異常になり、高血糖となった糖尿病だと思います。

この糖尿病は、早期であれば薬物療法、運動療法、食事療法で十分に治療できます。ＨｂＡ１ｃ（36ページ脚注参照）の目標値は6・5％未満なのですが、それより高い9％だということは、あなたが熱心に通院していたにもかかわらず、主治医の糖のコントロールの指導が不十分だったからだとも言えるわけです。

ですから私は「あなたの自業自得だ」とはかならずしも考えません。おそらく、あなたの仕事内容や、肥満があることなどから、主治医はそのように冷たく判断してしまったのではないかと思います。

適正な糖コントロールが必要

さてＨｂＡ１ｃは9％ということですが、糖尿病性腎臓病では、腎性貧血や高度蛋白尿があるなど病気の様相が複雑なので、ＨｂＡ１ｃによるだけでは正確な糖コントロールはできません。

したがって本来は、「グリコアルブミン（ＧＡ）」という別の指標も用いて病気を追跡すべきです。実際にＨｂＡ１ｃとＧＡを交互に測定している先生もおられます。

しかし多少不正確ではあっても、いちおうＨｂＡ１ｃで考えて、どこまでその値を下げていたらよかったのかというと、さきほど述べたように６・５％未満です。

また、いま挙げたグリコアルブミン（ＧＡ）であれば、20％未満が目標値です。

まずそのようにコントロールしておけば、糖尿病の合併症である糖尿病性腎臓病は生じなかったかもしれません。しかしすでに糖尿病性腎臓病が発症しているようですので、いまそのことを言っても意味がありません。

腎臓病が進行しないための「八項目＝八大進行因子」をコントロール

現在ｅＧＦＲ（推算糸球体濾過量）は20前後とのことですから、腎機能はまだかなり保たれています。たしかに病気が進んでいるのは不安ですが、ｅＧＦＲが20であれば、十分に止められる可能性があります。１００％とは言えませんが、80％ぐらいの確率で止めることができます。

まず、あなたの蛋白尿３＋ないし４＋は、一日当たりどれくらいの排泄量になるのか、正確な「24時間蓄尿」によって知る必要があります。検査の結果はおそらく一日８g、ないし10gでしょうから、それを当面、一日2g以下を目標に治療してゆきます。

そうすることによって病気の進行の勢いが弱くなって、うまくいけばいまのままのｅＧＦＲ20前後で腎臓病を止めることができます。

そのほか、血圧の管理など、腎臓病の八大進行因子を満遍なく、よい数値として保つようにしていきます。

腎臓病を治療するチャンスは、まだまだ残っている

それでもなお、腎機能低下が進行していて、折れ線グラフで経過を見て「たしかに進行している」と判断された場合には、私が二〇一三年の春から始めた瞑想を導入します（177ページ参照）。瞑想を取り入れ、さらに八大進行因子がすべてコントロールされていたら、50％程度の確率で病気を止めることができると思います。

このように、十分に治療し得るチャンスがあなたには残されています。

蛋白尿を減らすため食塩摂取の制限に努力する

「蛋白尿を下げる」方法ですが、蛋白尿を減らすには、全体像を見ていく必要があります。さきほどの「八大進行因子」が、蛋白尿を除いて十分に調節されていることがもっとも大事です。まずそのあたりを徹底します。

蛋白尿を減らす薬がどんなに良くても、食塩摂取量が多いと十分に薬の効果が発揮されません。ですから「24時間蓄尿」の一部を提出してもらい、食塩が一日に7g未満になるように指導します。

男性ですと、往々にして食塩を12gから18g摂取しているなど、摂取量が非常に多い人がいます。これを7g未満にするのはかなり大変なことですが、いろいろ工夫してもらいます。将来、透析に近づくことを防ぐためには、そのくらいの努力は必要です。

また蛋白摂取量を減らすと蛋白尿が減ることがあります。どのような場合に減るのかはわかっていません。私のクリニックでは蛋白摂取量と蛋白尿の関係をみて、制限が有効かどうか判断します。

蛋白尿を減らす薬物療法について

以上のような前提のもとに、薬物療法を行うことになります。その場合、なるべく副作用の少ない薬を選びます。たとえば商品名で「ラジレス」と「アルダクトン」。それを組み合わせる方法は、かなり有効性が高い治療です。

それから血圧を下げる薬のアンジオテンシンⅡ受容《じゅよう》体《たい》拮《きっ》抗薬《こうやく》（ＡＲＢ）、あるいはアンジオテンシン変換《へんかん》酵素《こうそ》阻害薬《そがいやく》（ＡＣＥＩ）も蛋白尿を下げる作用があります。またカルシウム拮抗薬のうち、あるものは蛋白尿を減らす作用があります。

これらをうまく組み合わせて用い、なんとか蛋白尿を２ｇ以下に到達させますが、腎臓病の障害の程度、また障害のパターンによっては、こういった薬が効かず「蛋白尿２ｇ以下」を達成できないこともあります。

薬物療法を行ってもなお腎機能の低下が続いている——。そのような場合には、さきほど述べた「瞑想」を導入することになります。

実例グラフ 03 慢性糸球体腎炎 92歳 男性

他院でCKD治療を受けていましたが、eGFRが急激に低下して、ご家族の要望で当院に来院されました。

5年経過しましたが、eGFRはなお30前後あります。

高尿酸血症の薬剤療法を始め、途中から血圧が上昇したため、降圧薬を加えました。

高齢で認知症を発症していますが、ご家族の支援のもと、家庭で元気に過ごしています。

慢性糸球体腎炎 92歳 男性 来院後5年4カ月

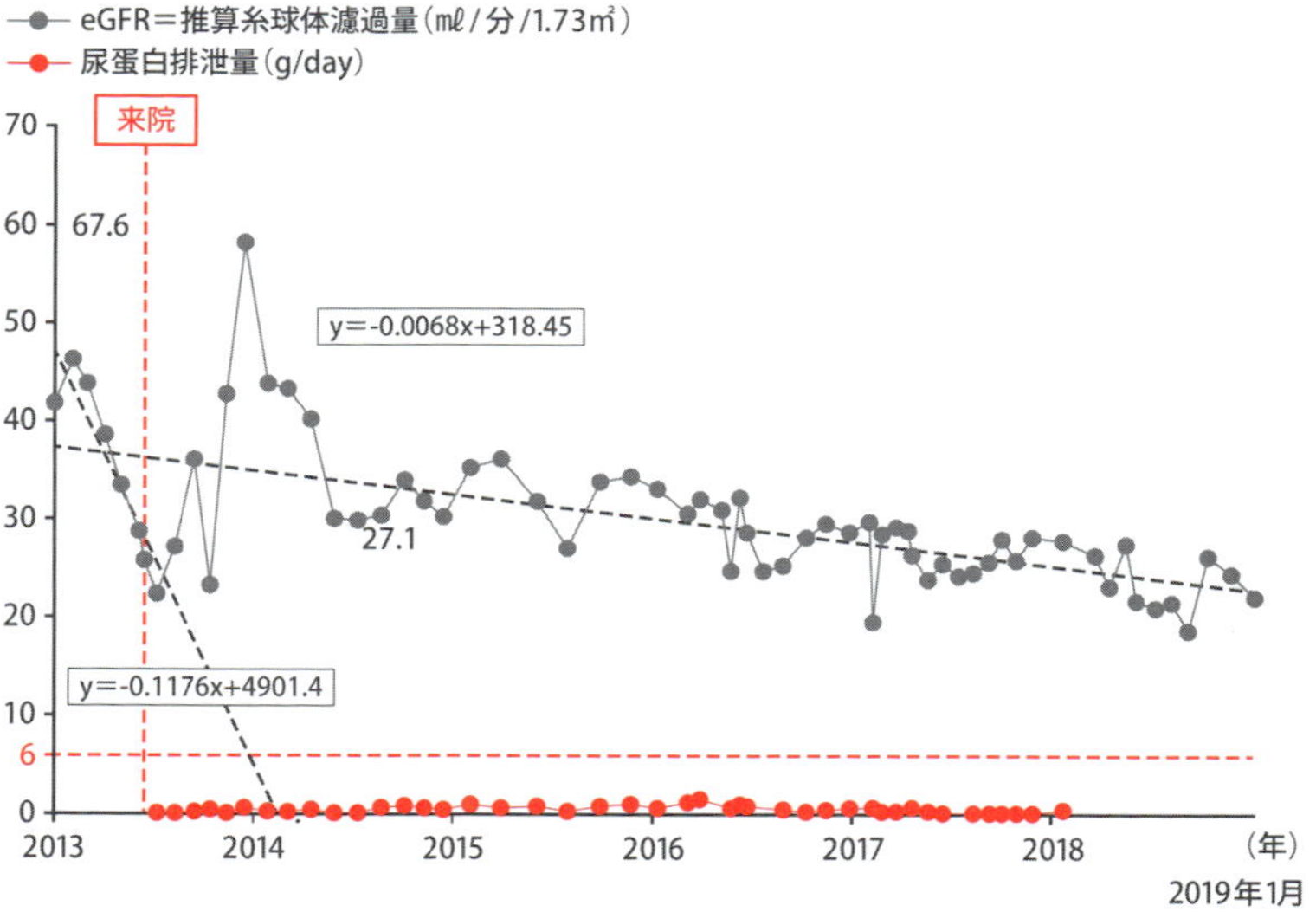

54 夫が「腎臓をあげたい」と言ってくれています

Q CKDの四六歳の女性で、腎機能が低下して通院しています。最近夫から「じつは君に腎臓を片方あげたいと思い、検査を受けた。その結果、医師から『あなたの腎臓なら奥様に提供することができる』と判定された」と言われました。大変ありがたい申し出なのですが、どのように対処したらいいでしょうか。

「腎移植」を受けられれば、それにこしたことはありません

! これは大変ありがたいお話です。まずあなたの腎機能はいま、どれくらいですか？　その数値によって、「できればご主人のお体を傷つけないで、あなたも透析に至らない」という、つまり「保存療法」の道を探る余地がないかどうか、十分に検討する必要があります。

しかしもし、あなたのeGFRが10を切ってしまっているなら、やはりご主人の申し出どおり、そろそろ透析に入らないために移植を受けるという道を考えてもよいかと思います。

このような移植を「透析前移植《とうせきまえいしょく》」と言います。あなたの場合は生体腎移植《せいたいじんいしょく》ですが、こ

れは腎臓をあげる側（ドナー）と腎臓をもらう側（レシピエント）、そのどちらにもある程度の負担がかかります。当クリニックが配布している冊子『腎移植を受けた方へ』『腎臓を提供した方へ』のダイジェストを作成しましたので参考にしてください。（198ページ参照）

さて、ご質問の「どう対処するか」ですが、まず当面は、本当にご主人の腎臓があなたに移植しても問題がないかどうか。ご主人に何の病気もないかどうか。そのあたりを十分に調べる必要があります。

現在では血液型のＡＢＯ型が違っていても移植は十分に行なえるようになっています。免疫抑制薬という薬の進歩によって、以前のように「血液型が合わないと駄目」という制約はなくなってきました。

いずれにせよ、実績を積んだ移植医療機関で、あなたとご主人の双方が十分に検査を受けていただき、たしかに移植が可能かどうか、慎重にみていただきながら話を進めてください。移植が成功すると、その後の人生は制約の少ない、ＱＯＬ＝生活の質が向上し、良い人生になります。

「腎移植」決断の前に、まずは徹底的に「保存療法」を受けること

問題点としては、ご主人の大事な臓器をいただいたということに対する「負い目の感情」が出るかもしれないことです。しかしこれはご夫婦間の問題ですから、他人が立ち入ることではないかもしれません。

いまは、間を取り持つ「移植コーディネーター」が心理的な問題に関しても十分に勉強していますので、なにかと相談に乗ってもらえます。

ともかく普通ではあまり聞かない良いお話ですから、積極的に受け入れたほうがよいとも思います。

しかしくり返しますが、「保存療法」でまだまだ救える腎臓であれば、とことん保存療法を受けて、そしてどうしても透析が避けられないというレベルになったときに「移植」という道を考えればいいのではないかと思います。

◎腎移植を受けた方へ（ダイジェスト）◎

生体腎移植後でも、その五年後の生着率《せいちゃくりつ》は90・9％と下がります。

●したがって、移植後も保存療法時代の生活を思い出し、腎機能を維持したいものです。

1．「四つの柱」を思い出します。とくに家庭血圧測定を実行し、「八大進行因子」（24ページの表）に目を配ります。

2．「どうも進行しているようだ」と思ったら、蓄尿をして塩分摂取量をチェックしてください。

●免疫抑制薬はやめるわけにはいきません。ただこの薬により、ふつうではあまり発症しないがんが発症しやすくなります。

・血液のがん＝非ホジキンリンパ腫《しゅ》

・皮膚のがん＝メラノーマ、口唇《こうしん》がん

　　メラノーマは早期発見が大切です。

　手鏡を用意し、年に2回、全身のすべてをくまなくチェックします。

・甲状腺がん＝甲状腺については年一回超音波でチェックしてください。

※日本人の五大がんのチェックが必要です。

・胃がんは胃カメラ、大腸がんは便潜血《べんせんけつ》反応チェックで、
・肺がんはＣＴスキャンで、
・すい臓がんは腹部超音波や新しい腫瘍マーカーで、
・乳腺がんはマンモグラフィーや超音波、新しい腫瘍マーカーで、

それぞれ年一回チェックしてください。

・男性の前立腺がんも増えているので、前立腺特異抗原《ぜんりつせんとくいこうげん》（ＰＳＡ）を年一回測ります。

◎腎臓を提供した方《ドナー》へ（ダイジェスト）◎

最近の報告では、ドナーの生存率は対照群と比べわずかに低くなります。年一回、血清クレアチニン値により腎機能をチェックします。脳血管死が増えるので、家庭血圧測定によって血圧コントロールをし、ＬＤＬ（悪玉）コレステロール、中性脂肪、尿酸、糖尿病のスクリーニングで動脈硬化を予防します。もちろん禁煙とします。ご両親、ご兄弟に動脈硬化による病気、脳卒中・心筋梗塞がある場合、ＬＤＬコレステロールと中性脂肪をチェックします。

55

妻が腎提供を申し出てくれていますが、移植後の免疫抑制薬《めんえきよくせいやく》が気になります

Q 六二歳の男性です。椎貝クリニックでは場合によっては生体腎移植を勧めていると聞きました。じつは私の妻が腎提供の話をしてくれていて、大変ありがたく思っています。しかし調べてみると、移植を受けたあとは、ずっと免疫抑制薬を服用し続けるようです。そうすると体に備わる免疫力を人為的に下げてしまうことになるのではないかと、その点がたいへん気になります。この免疫抑制薬を服用し続ける場合の問題点や副作用について教えてください。

「免疫抑制薬で気をつけること」を十分頭に入れる

! 免疫抑制薬の服用については、当クリニックではすでに冊子を作成し、腎移植を受けた患者さんにお配りしています。その冊子に詳しくまとめてありますが、ここでは大づかみに述べます（198ページの「腎移植を受けた方へ」「腎臓を提供した方へ」のダイジェストも参照）。

たとえば、起こりうるがんの種類が、免疫抑制薬を服用している場合とそうでない

場合とでは、まったく別になります。一つの例として、唇にできるがんは、一般には非常に頻度が低いのですが、免疫抑制薬を服用していると、かかる率が少し増えてきます。

また皮膚のがんのうち、悪性黒色腫《あくせいこくしょくしゅ》（メラノーマ）というものがありますが、これも起こりやすくなります。このメラノーマは白人のように色の白い人種以外はそれほど多い病気ではないのですが、これが多少増えます。

したがって対策も一般の人とはかなり違ってきます。細かいことは割愛しますが、発生しやすいがんの種類、またそれに対する対策がかなり違ってくるということです。

しかし状況に応じた対策をしっかりと続けていれば、生体腎移植された腎臓を長持ちさせ、長生きすることもできます。

56

妻の臓器提供で移植が成功しました。ドナーである妻への接し方など注意点は？

Q 六六歳の男性です。慢性腎炎で腎機能が下がり「透析は間近です」と言われていましたが、六五歳の妻が腎臓の提供を申し出てくれました。その結果、移植は成功して次第に回復。二年が経過したいまは元気に過ごしています。妻へ感謝の気持ちを伝えたいのですが、どう伝えたら良いでしょうか。提供者（ドナー）への接し方、生活上の注意点などアドバイスをお願いします。

素直に感謝の気持ちを伝え、いままでどおりの普通の生活を

！まずは、おめでとうございます。あなたは透析療法を経験しないで移植を受け、元気になりました。この「透析前移植」は最近増えてはいますが、そう多くはありません。奥様に感謝してください。奥様へは感謝のお気持ちをまず素直に伝えてください。感謝をお金やプレゼントで示すこともできますが、これからもずっとご一緒に過ごすのですから、日々の感謝の気持ちを態度で示すことです。

奥様が身体に傷をつけ、片方の腎臓を提供してくださった行為はとても気高いもの

です。あなたを思いやるお気持ちが強かったのでしょう。

あなたにとっては、奥様のその行為が一つの「負い目」になることがあるかもしれません。しかしそれを言葉に表したり、卑屈《ひくつ》になって奥様に接する必要はありません。もしそんなことをすれば、逆に奥様はそれを負担に感じるでしょう。ですから今までと同じく、ときには喧嘩もあるかもしれない普通の生活に徹してください。

どうしてもご夫婦の間にわだかまりが生じてしまった場合は、第三者に相談します。移植のときのコーディネーター、あるいは移植の話をはじめに持ちかけた、たとえば私のような主治医がよいと思います。

［コラム］椎貝クリニック「長期観察計画(2015～2025)」三年目の中間報告(ダイジェスト)

●加齢は本当に腎機能を低下させるのか？

「年齢を重ねると腎機能は下がってゆく」──。これは常識とされており、「年をとると腎機能は下がり、とくにもともと腎機能が低い人ほど、急峻に下がっていく」という医学論文があります。

ところが、椎貝クリニックの成績はかなり異なります。十年以上観察した多くの患者の例をみると、腎機能と年齢の関係は、腎機能が「安定」しているか、むしろ「上昇」している印象がありました。

そこで、当クリニックに通院している方から一〇〇人を対象とし、十年間にわたる前向き調査「長期観察計画」を立ち上げました。

●「長期観察計画」の要項

まずはこの「長期観察」の要項をあらためて押さえておきます。

◎目的◎

腎機能（ｅＧＦＲ）は低下しているが尿蛋白排泄が少ない人たち（わが国では約八〇〇万人いると言われている）の「縦断調査」により、そのｅＧＦＲを十年間追跡する。そして、この条件の人たちに適した受診間隔を求める。

この「縦断調査」とは、一例ごとのｅＧＦＲを長期に追跡する方法。ちなみに「横断調査」は、ある集団についてある時点のｅＧＦＲ（平均値±標準誤差）を追跡する方法。

◎対象◎

腎機能（ｅＧＦＲ）は低下しているが、尿蛋白排泄量が一日０・３ｇ未満、すなわち尿蛋白（－）の方。来院時点の腎機能（ｅＧＦＲ）、年齢、性別は問わない。対象数は一〇〇人以上を目標とし、全員に参加同意の署名をいただく。

◎方法◎

一～三カ月ごとに受診してもらい、体重測定、血液化学分析、二四時間蓄尿化学分析を行う。

投薬がない場合、六カ月ごとの受診も可とする。

◎「寛解」「停止」「進行」の定義◎

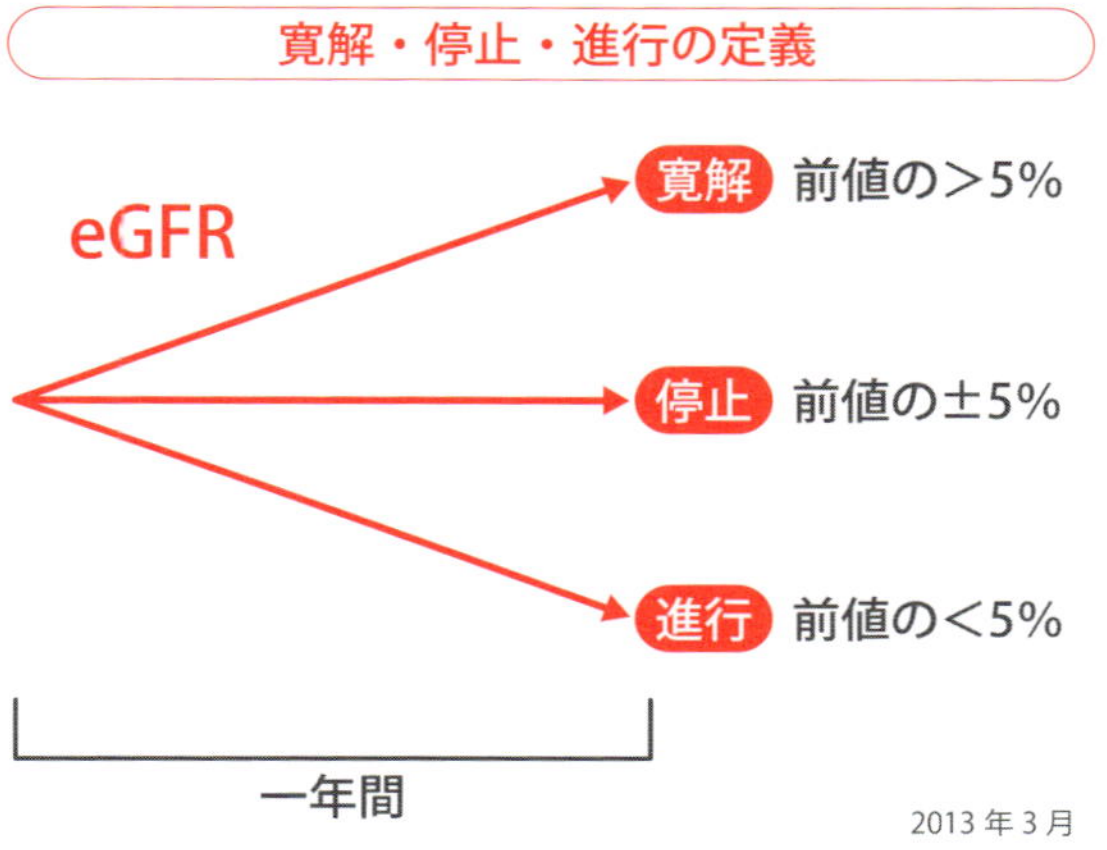

◎患者の背景◎

同意の署名をいただいた方は九四人（年齢69・0±10・0、男性五七人、女性三七人）。七人が途中で脱落し、三年近く追跡できた人は八七人。

患者背景（n=87）

		n=87
年齢（歳）	Mean ± S.D.（平均±標準誤差）	68.6 ± 10.0
性別［例数（%）］	男性	54（62.1）
	女性	33（37.9）
eGFR（mℓ/分/1.73㎡）	Mean ± S.D.（平均±標準誤差）	44.3 ± 12.3
疾患［例数（%）］	慢性糸球体腎炎	29（33.3）
	糖尿病性腎症	3（3.5）
	腎硬化症	53（60.9）
	間質性腎炎	2（2.3）

◎加齢の影響◎

三年しか経過していないので、次回の六年目の中間報告で報告する。

[コラム]椎貝クリニック「長期観察計画(2015～2025)」三年目の中間報告(ダイジェスト)

●「長期観察」三年目の中間報告(第一回)～85%が腎機能の低下が「停止」または「寛解」した～

長期観察(n=87)2015年3月～2018年3月(12～36カ月)

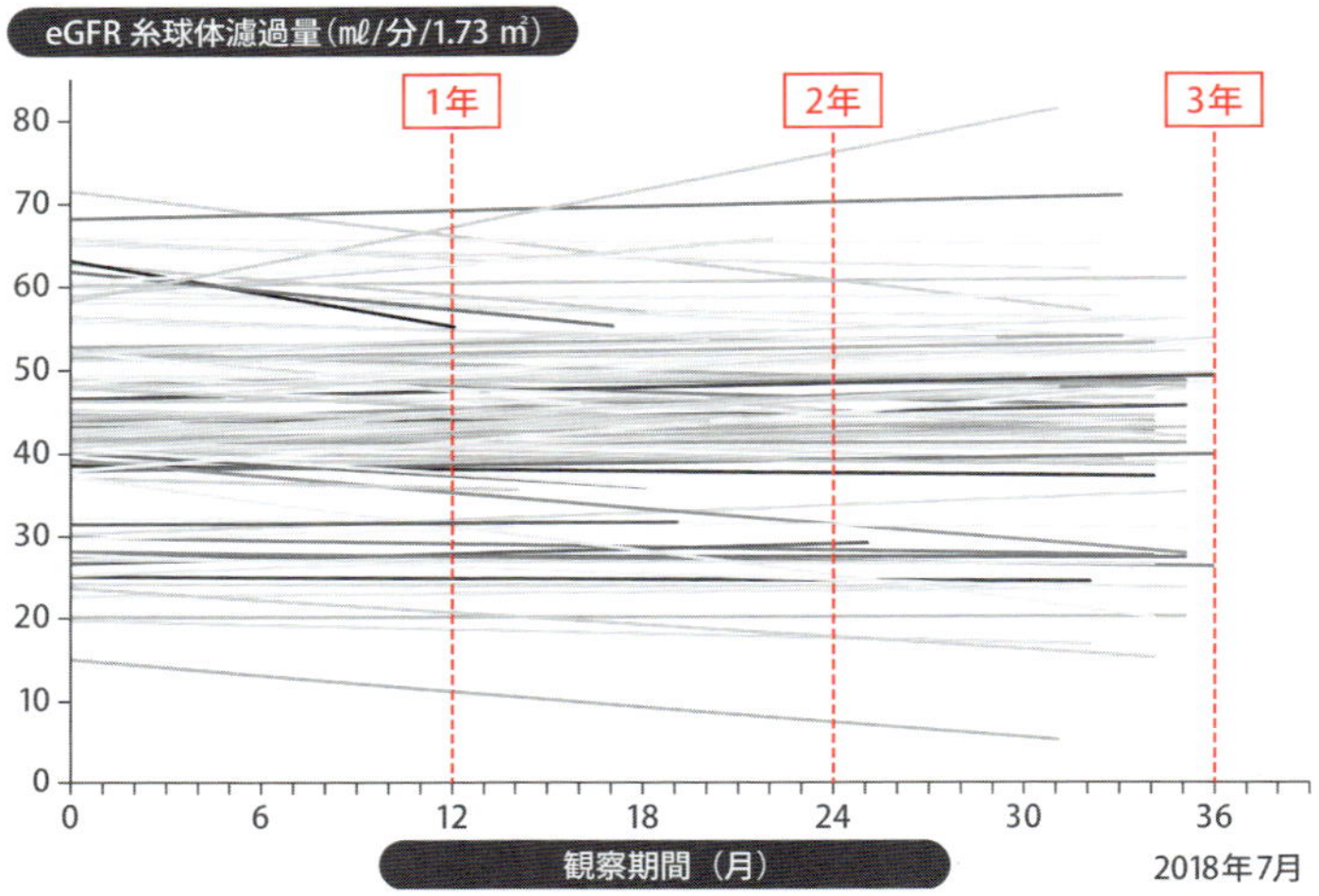

長期観察(n=7)2015年3月～2018年3月(12～36カ月)

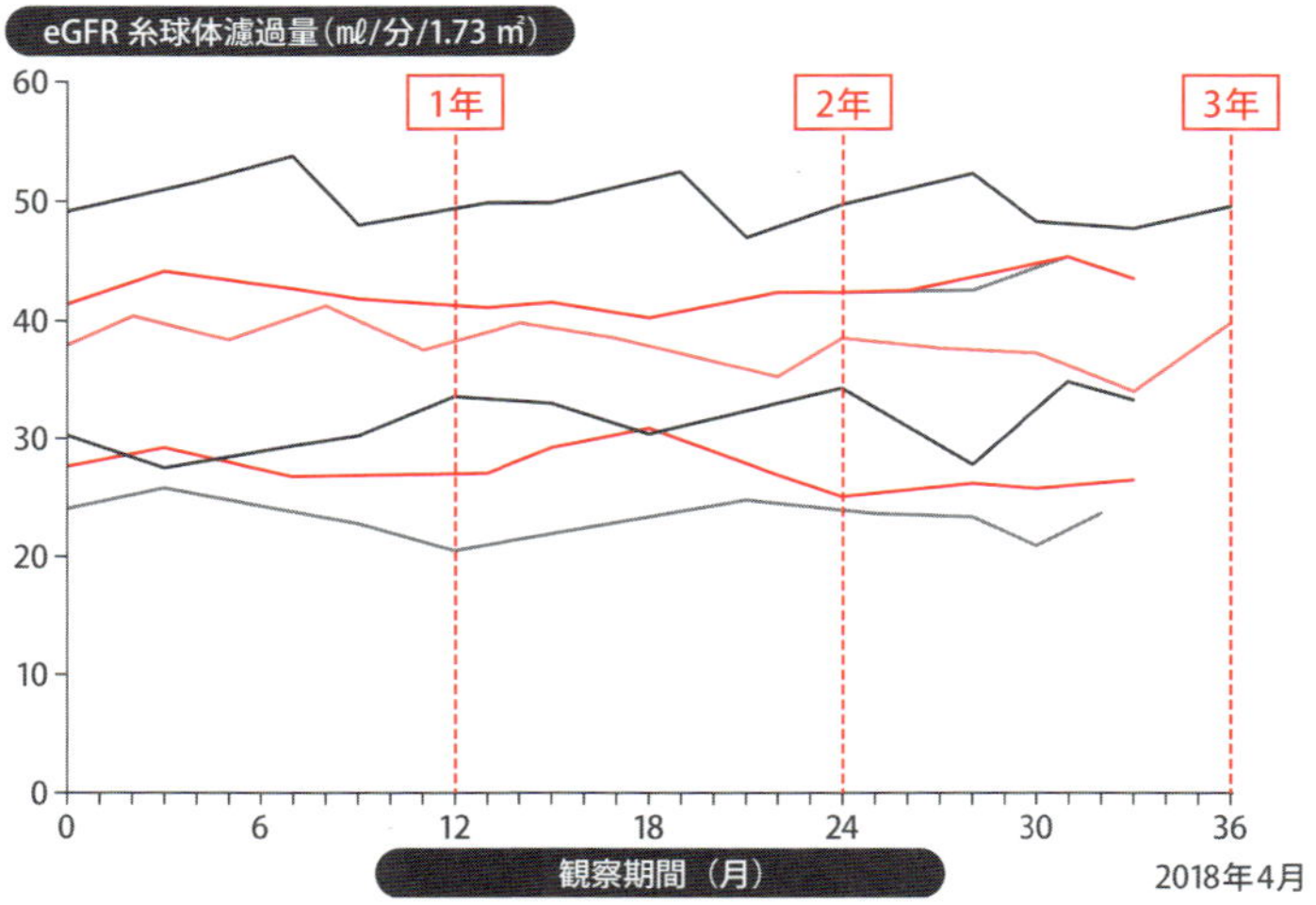

●長期観察(87例)より、7例を抜粋。2、3カ月ごとのデータグラフを示す。2つのグラフから、eGFRが長期にわたって安定していることがわかる。

eGFR、３年間の寛解、停止、進行（n=87）

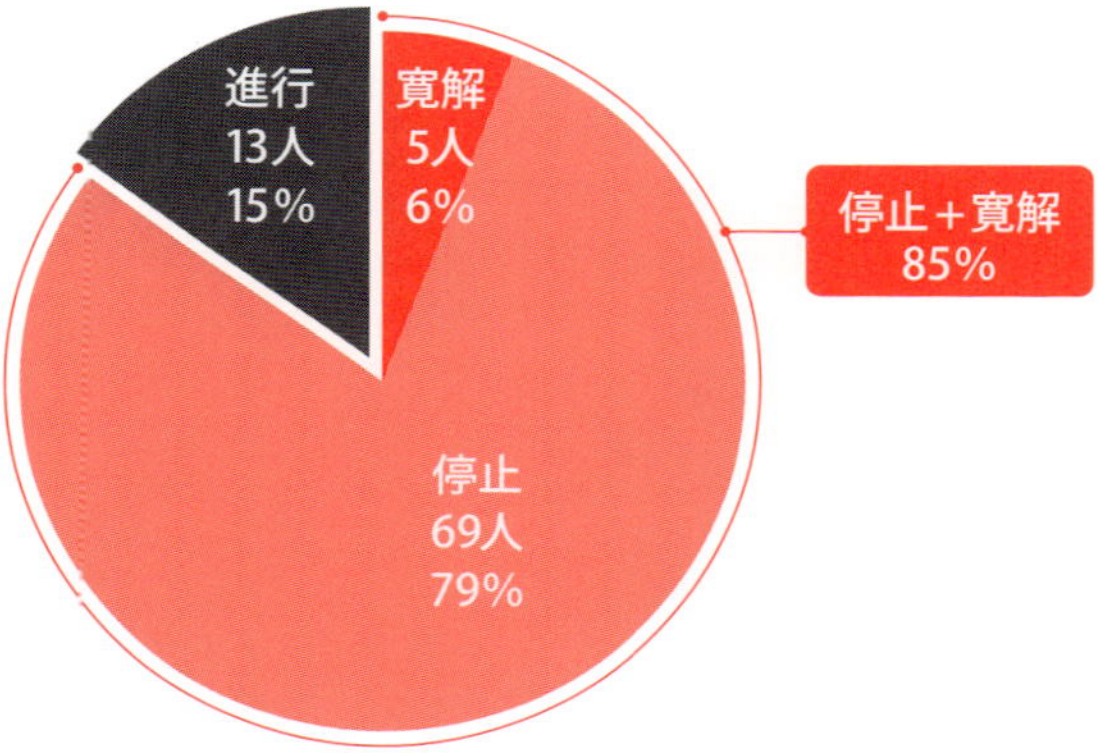

●腎機能が変わらない「停止」が79%、「寛解」（eGFRが増加すること）が6%で、「低下」は15%しかない。

●まとめ

◎三年間の調査で、79％は腎機能低下がなく「停止」した。これに「寛解」の６％を加えて、合わせて85％は「心配ない」と判定された。

◎「ｅＧＦＲは低下しているが、尿蛋白排泄量は一日０・３ｇ未満」という条件の方ならば、受診間隔は三〜六カ月おきの間隔でよいと思われる。

◎「進行」例（15％）の進行速度はｅＧＦＲがマイナス３・54／年なので、少なくとも六カ月に一度の受診が必要。

◎脱落例もあったため、約四〇人の同一条件の患者にあらたに参加いただき、予定どおり二〇二五年まで観察を行う。

三年を経たこの中間報告から、「『ｅＧＦＲが低下していても尿蛋白がマイナス』なら、年一回の血清クレアチニンとｅＧＦＲの測定をしていればよい」ということになりそうです。

そうした条件の慢性腎臓病の患者は全国に八〇〇万人います。この人たちにとっては今後、「不安なく毎日を過ごせる」ことになりそうな、良い中間報告となりました。

ま行

や行

ら行

アルファベット

索引は、211ページから始まってます。

腎臓の透析は、私が止めてみせる!　索引

腎臓の透析は、私が止めてみせる！　索引

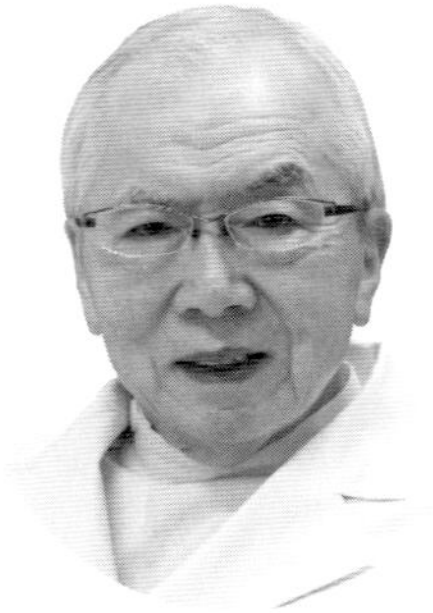

著者

椎貝達夫（しいがいたつお）

●略歴

1938年東京都生まれ。1964年東京医科歯科大学医学部卒業。医学博士。
1975～1977年ドイツ ミュンヘン大学医学部生理学研究所留学、1978年東京医科歯科大学第二内科講師、1985～2007年JAとりで総合医療センター院長、2007年同名誉院長。2009年椎貝クリニック開設。現在に至る。
椎貝クリニック理事長、腎臓病治療研究所所長、日本腎臓学会名誉会員
受賞：2013年 瑞宝小綬章受章
　　　2016年 山上の光賞受賞
著書：『透析なしの腎臓病治療』（講談社）、『慢性腎臓病の進行をとめる新保存療法』（ナツメ社）、『腎臓病の話』（岩波新書）ほか多数

椎貝クリニック
http://www.shiigai-clinic.jp/

腎臓の透析は、私が止めてみせる!

2019年10月30日　初版第一刷発行　　　定価はカバーに掲載しています。

著　者　椎貝達夫
発行人　杉田百帆
発行所　株式会社　たちばな出版
〒167-0053
東京都杉並区西荻南二丁目二十番九号 たちばな出版ビル
電話　03-5941-2341(代)
FAX　03-5941-2348
ホームページ https://www.tachibana-inc.co.jp/
印刷・製本　萩原印刷株式会社

ISBN978-4-8133-2621-2